reinhardt

Reinhardts Gerontologische Reihe
Band 30

Karl-Heinz Menzen

Kunsttherapie mit altersverwirrten Menschen

Mit 56 Abbildungen und 3 Tabellen

2. Auflage

Ernst Reinhardt Verlag München Basel

Prof. Dr. *Karl-Heinz Menzen* lehrt an der Katholischen Fachhochschule Freiburg i. Br. „Pädagogik mit Schwerpunkt Altern und Behinderung unter Einbeziehung von Aspekten ästhetischer Bildung“, Autor des UTB-Lehrbuches „Grundlagen der Kunsttherapie“

Alle Fotos und Abbildungen, soweit nicht anders vermerkt, von Karl-Heinz Menzen

Bibliografische Information der Deutschen Bibliothek

Die Deutsche Bibliothek verzeichnet diese Publikation in der Deutschen Nationalbibliografie; detaillierte bibliografische Daten sind im Internet über <http://dnb.ddb.de> abrufbar.

ISBN 978-3-497-01702-7
ISSN 0939-558X

Printed in Germany
Reihenkonzeption Umschlag: Oliver Linke, Augsburg
Satz: Fotosatz Reinhard Amann, Aichstetten
Druck und Bindung: fgb · freiburger graphische betriebe

Ernst Reinhardt Verlag, Kemnatenstr. 46, D-80639 München
Net: www.reinhardt-verlag.de Mail: info@reinhardt-verlag.de

Inhalt

*Mein Dank gilt allen Projektteilnehmern,
Studierenden des Fachbereichs Heilpädagogik
der Katholischen Fachhochschule Freiburg*

Einführung

„Sehnsüchtig grüße ich den, der ich war"
– in Abwandlung eines Wortes von Soeren Kierkegaard

Modelle des Alt-Werdens

Das Altern wird im europäischen Kulturraum beschrieben unter den Aspekten eines anfangs lebensentwerfenden, auf einen Höhepunkt zustrebenden und schließlich sich wieder reduzierenden Moments. Altern wird verbunden mit einem sich stetig verändernden, sich physisch, sozial und psychisch zunehmend einschränkenden Lebensraum.

Entwicklungspsychologisch fasst man das Altern wesentlich unter dem Aspekt von Übergängen, als einen Disengagement-Prozess, in welchem biologische, psychische und soziale Faktoren den einzelnen Menschen dazu bringen, die bisherige intensive und wenig kontrollierte Form seiner Interaktion mit der Umwelt zugunsten eines stärker geregelten und selektiv erstarrten Verhaltens aufzugeben, sich quasi auf vielen Ebenen zu entflechten, um eine neue, wenig definierte Lebensphase zu beginnen.

Es ist unzweifelbar, dass im Laufe des Lebens bisherige Identifizierungen aufgegeben werden müssen. Die neuen biologischen, physiologischen und erfahrungsbedingt kulturellen Gegebenheiten leiten einen Rollenwechsel ein. Sie zwingen dazu, sich an neue Muster und Vorbilder anzupassen. Hierbei müssen alte Gewohnheiten aufgegeben werden, und das, was vorher emotional stark besetzt war, muss jetzt gegebenenfalls leisen Tönen des Verhaltens weichen. Der Umorientierung fallen bisherige Körperentwürfe, Handlungsmuster anheim, beispielsweise müssen sexuelle oder stark leistungsorientierte Handlungsmuster hinterfragt werden. Folgende Modelle des Alt Werdens lassen sich unterscheiden:

1. Defizit-Modell: Theorie der zunehmend eingeschränkten körperlichen, geistigen und psychischen Fähigkeiten (Strauch)
2. Lebenslauf-Modell: Theorie des Entwicklungsverlaufs (Erikson) sowie der „Developmental tasks" (Havighurst)

3. Modell des erfolgreichen Alterns: Theorie des Disengagements, der Kompensation, Optimierung (Baltes), des Empowerments (Theunissen)
4. Kulturanthropologie-Modell: Theorie der kulturellen Andersbewertung des Alterungsprozesses (Bourdieu) (Lehr 2000, 45f)

Das **Defizit-Modell**, das bis vor wenigen Jahren in Theorie und Praxis des Alt-Werdens maßgebend war, ging von einem kontinuierlichen und lebenslangen Niedergang der körperlichen, geistigen und seelischen Kräfte aus (Strauch 1979, 114). Dieses Modell war mit dafür verantwortlich, dass über zwanzig Jahre lang eine unangemessene Sozialpolitik das Alter betreffend vertreten worden ist. Eine Gesellschaft, die gelernt hat, die Möglichkeiten und Ressourcen eines Menschen der jeweiligen Lebensaufgabe entsprechend zu wecken, kann nicht umhin zuzugeben, dass eine bloße Defizitorientierung und -zuschreibung den alten Menschen allenfalls sprach-, hilflos- und pflegebedürftig macht. Andererseits gilt nach wie vor der Satz von Hilarion Petzold, wir müssten Defizite richtig einschätzen, ihre Reversibilität aber auch ihre Irreversibilität sehen (Petzold/Bubolz 1976, 120). Inzwischen ist man in der Altersforschung dazu übergegangen, das Defizitmodell rundweg abzulehnen. Wer aber mit altersverwirrten Menschen arbeitet, weiß, dass eine zunehmende, irreversible Beeinträchtigung der körperlichen, psychischen und mentalen Prozesse im Falle von Demenz die Regel ist. Er weiß, dass es oft schwer ist, bei fortschreitender Krankheit die Ressourcen des Betroffenen zu entdecken. Wer mit alten Menschen arbeitet, weiß, dass es eine Lebensphase gibt, in der ein Mensch völlig unzugänglich wird und sich zum Leidwesen aller betroffenen Bezugspersonen mit fortschreitender Erkrankung jeder Interaktion entzieht. Das Defizitmodell ist aus solchen Erfahrungen entstanden.

Das **Lebenslauf-Modell** (Erikson 1965) und mehr noch das Modell der spezifischen Entwicklungsaufgaben des Menschen (Havighurst 1972) orientiert sich an den jeweiligen Entwicklungsschritten, die in einer Lebensphase stattfinden. Diese beiden Modelle gehen davon aus, dass wir entsprechend unserem jeweiligen Alter die psychischen Bedürfnisse und sozialen Rollen bis ins hohe Alter aufrechtzuerhalten versuchen. In ihnen verbindet sich eine Theorie psychischer und sozialer Zuschreibungen mit bestimmten Lebenserwartungen. Entsprechend kommt sie da dem Defizitmodell nahe, wo sie dem Alternsprozess (wie jedem Entwicklungsprozess) entwicklungspsychologische und soziologische Standards zugrunde legt und gegebenenfalls diese altersentsprechenden Standards nicht wiederfindet (Havighurst 1972; Erikson 1965, 1981; Bruckmüller 1999).

Das **Modell des erfolgreichen Alterns** (Baltes/Baltes 1989) hat einen Vorlauf im so genannten Produktivitätsmodell (Baltes/Montada 1996), das das menschliche Leben in produktive und nicht-produktive Phasen unterteilte und nach ökonomischen Maßstäben bewertete (Staudinger 1996) und entsprechend Gefahr lief, die Leistungen des älteren Menschen abzuwerten. Man muss diesem Modell zugute halten, dass es nach Maßgabe eines sinnerfüllten Lebens die Sozialisation des alternden Menschen eingestuft hat und entsprechend auch die Hilfeformen älterer Menschen für jüngere in Augenschein nahm (Theunissen 2002, 33). „Erfolgreiches Altern" bedeutete Aufrechterhaltung eines persönlich zufrieden stellenden Lebens (Kruse 1996, 292). Es bedeutete auch, im Hinblick auf die Alternsprozesse die erlebten Verluste und die Kompensationsleistungen des alten Menschen zu würdigen. Die alten Menschen erscheinen in diesem Modell „als kompetente Akteure der eigenen Entwicklung" (Theunissen 2002, 35). Aber die sozialen und kulturellen Rahmenbedingungen des älteren Menschen wurden dabei weithin ausgeblendet.

Das Modell des erfolgreichen Alterns war eine Reaktion auf die so genannte Disengagement-Theorie, welche die Entflechtung des alternden Menschen aus seinen angestammten sozialen und beruflichen Verpflichtungen beschrieb und den von Bourdieu kritisch untersuchten Rückzug als wünschenswert darstellte (Bourdieu/Wacquant 1996). Und wiederum ist hier mit Theunissen kritisch an die Formen des institutionalisierten Rückzugs und deren Pathologisierungen zu erinnern, Rückzugsformen, von denen viele Menschen in (Alten-)Pflegeheimen und in Einrichtungen der Gerontopsychiatrie betroffen sind. Rückzugsformen, die von diesen Menschen nicht gewollt sondern institutionell erzwungen sind und denen wir mithilfe einer Praxis des Empowerments beikommen können (Theunissen 2002, 42).

Das **Modell der Kulturanthropologie**, von vielen auch als Habitus-Theorie bezeichnet (Theunissen 2002, 47), umschreibt multifaktoriell die kulturellen Normen, die sozialen Gewohnheiten und Gebräuche, die kollektiv erworbenen nationalen Fertigkeiten, also die besonderen Formen sowohl individueller wie gesellschaftlicher Fertigkeiten, die durchaus als Ressourcen angesehen werden können, ein Kapital darstellen, das in der Regel im Umgang mit alternden Menschen unberücksichtigt bleibt (Bourdieu 1993; Schwingel 1995). Diese Formen und Ausdrucksweisen sozialisierter Subjektivität (Bourdieu 1993) könnten jenes Kapital darstellen, um das die Bezugspersonen und Helfer des altersverwirrten Menschen ringen. Hier könnten Basis und Ausgangspunkt für jene bildnerische Theorie und Praxis liegen, wie wir sie im Folgenden beschreiben wollen, nachdem wir die körper-, sinnes- und emotional orientierten Aspekte des beeinträchtigten Alterns untersucht haben. Eine bloße Ressourcenorientierung, die sich um die tatsächlichen Beeinträchtigungen des Menschen nicht kümmert, läuft Gefahr, etwas vergeblich einzufordern, das niemals erbracht werden kann.

Von der Normalität des Altwerdens

Altern in dieser Gesellschaft heißt für jeden von uns, sich mit der eigenen, vor uns liegenden und zu gestaltenden Lebenszeit und -form auseinander zu setzen. Altern bezeichnet einen Prozess der Veränderung, in dem Erfahrungen gesammelt werden, um die nächste Stufe des Lebens zu bewältigen. Wir müssen uns auch damit auseinandersetzen, dass wir endlich sind und von unserem Leben irgendwann Abschied nehmen müssen. Diese Erkenntnis hält uns an, darüber zu reflektieren, welche Ziele wir in unserem Leben verfolgt haben und was wir in Hinsicht auf unsere nicht beruflich definierte Lebensform erreichen wollen. Die Reflexion über unseren Alternsprozess kann nicht umhin, biologische, entwicklungspsychologische, soziale, kulturell-mythologische und religiöse Aspekte zu berücksichtigen.

Alt zu werden bedeutet in der europäischen Gesellschaft, sich in konkurrierender Absicht zu vergleichen, sich zunehmend zu differenzieren, d. h. sich individuell und inter-individuell körperlich, psychisch und sozial zu unterscheiden. Wir alle haben erfahren, dass sich unsere einmal gefassten Lebensentwürfe trotz der gesellschaftlichen Vorgaben sehr unterschiedlich entwickeln und dass wir uns physisch, psychisch und sozial in unterschiedliche Richtungen, auf die wir selber Einfluss nehmen können, entwickeln. Paul Baltes (1993) hat zu zeigen versucht, dass wir uns auch in der letzten Lebensphase systematisch im Hinblick auf einzelne Fähigkeiten und Fertigkeiten weiterentwickeln können, und der unterschiedlichsten Kompetenzen fähig sind.

Der Dritte Bericht zur Lage der älteren Generation (BMFSFJ 2001, 71) definiert das sog. „normale Altern“: durch die Lebensspanne in Beziehung zur mittleren Lebenserwartung einer repräsentativen Bevölkerungsgruppe und durch deren altersgebundene Veränderungen physiologischer, psychischer und sozialer Parameter. Die altersgebundenen Veränderungen der physiologischen Parameter beziehen sich auf die Sinnesorgane, den Respirationstrakt, das Herz-Kreislaufsystem, den Bewegungsapparat, den Gastrointestinaltrakt, den Urogenitaltrakt und die Haut. Die Berliner Alterstudie (Mayer/Baltes 1996) sieht eine Zäsur im Alternsprozess da, wo die Phase der selbständigen Lebensführung von der Pflegebedürftigkeit abgelöst wird, die vor allem von einer Multimorbidität (Vielfacherkrankung) besonders der kardio- und zerebrovaskulären und motorischen Systeme geprägt ist.

Eine Verringerung der Lebensspanne, bedingt durch die Lebensqualität einschränkende Beeinträchtigungen, wird krankheitsbedingt dem Verantwortungsbereich pflegerischen und ärztlichen Handelns überantwortet. Die Ausweitungen der Lebensspanne, bedingt durch eine allgemeine Steigerung der Lebensqualität, werden in ihren Möglichkeiten derzeit diskutiert und die Gerontologie ist beauftragt, einen Abgleich der Möglichkeiten mit den tatsächlichen Gegebenheiten des Alterungsprozesses zu vollziehen.

Der Vierte Bericht zur Lage der älteren Generation (BMFSFJ 2002, 51) spricht von der Tendenz, „die Wünschbarkeit eines hohen Alters in Frage zu stellen und Hochaltrigkeit sogar als eine erhebliche Belastung für die Gesellschaft zu empfinden". Die höchsten Altersstufen würden mit Vorstellungen von Krankheit, von Hilfe und Pflegebedürftigkeit besetzt, die Bewunderung für Menschen, die ein hohes Lebensalter erreicht haben, in den Hintergrund gedrängt. Damit verbunden, so der Bericht, werde die Frage gestellt, ob die Gesellschaft die Lasten eines hohen Alters weiterhin tragen müsse.

Seit Herausgabe dieses Berichtes diskutieren Vertreter des Gesundheitsbereichs, ob manche medizinischen Maßnahmen bei Menschen in hohem Alter eingeschränkt werden sollten. Ohne ein vorschnelles Urteil zu fällen, scheint doch offensichtlich, dass mit solcher Diskussion der Solidarvertrag der Gesellschaft, das Versprechen der Jungen und der Alten, sich in jeweiliger Problem-, Krisen-, Übergangssituation des Lebens beizustehen, auf den Prüfstand gerät. Die Generation der Ältesten scheint in Gefahr, aus diesem Vertrag entlassen zu werden. Eine lediglich chronologische Sicht auf das Leben wird zum Maßstab von sozialer Integration bzw. Exklusion.

Das Thema Altern in der Bundesrepublik Deutschland ruft notwendigerweise die Frage nach dem Generationenvertrag auf den Plan. In welchem Verhältnis werden die Personen im erwerbstätigen Alter zu denjenigen stehen, die entweder noch nicht oder nicht mehr berufstätig sind. Die ca. 21 bis 59 Jahre alten erwerbstätigen Personen stellt Tews (1996) den unter 20 Jahre alten und den über 60 Jahre alten gegenüber. Er kommt zu dem Ergebnis, dass schon im Jahr 2020 auf zwei Erwerbstätige ein älterer nicht erwerbstätiger Mensch kommt. Im Jahr 2030 werden nach Tews Hochrechnung vier erwerbstätige Menschen drei über 60-jährigen Nichterwerbstätigen gegenüberstehen. Wenn man die zu unterstützenden Heranwachsenden hinzurechnet, steht dann ein Mensch im erwerbstätigen Alter einer Person im noch nicht oder nicht mehr erwerbstätigen Alter gegenüber (Tews 1996, 4, 6). Ohne jeden Zweifel wird der Anteil der erwerbstätigen Bevölkerung über alle Maßen belastet sein. Und man wird die Hilfestellungen, die die Gesellschaft den Ältesten ihrer Bürger zukommen lässt, diskutieren. Im Zusammenhang mit dieser Frage, welche Hilfestellungen wir den alten Menschen gerade dann, wenn sie beeinträchtigt sind, geben wollen und können, steht dieses Buch. Es handelt von dem Menschen, dessen soziale Existenz nicht nur auf Grund seiner Nichtberufstätigkeit hinterfragt ist, sondern der darüber hinaus auch besonderer Hilfs- und Dienstleistungen der Gesellschaft bedarf.

Eine Kommission der Bundesregierung hat auf die Probleme des kollektiven Alterungsprozesses geantwortet: Sie sucht ein realistisches Bild zu zeichnen und eine Basis für die zukünftige Planung zu gewinnen, die angesichts steigender chronischer Erkrankungen besonders der dementiellen Erkrankungen eine humane und gleichzeitig volkswirtschaftlich verantwortbare Haltung dem Alter gegenüber entwickelt. Die Kommission kommt zu dem Ergebnis, dass das nicht-berufsorientierte Alter ein Lebensabschnitt sei, das den Erfolg moderner Gesellschaft widerspiegele (BMFSFJ 2002, 51f). Sie äußert die Überzeugung, „dass Menschen in allen Lebensabschnitten, also auch im hohen Lebensalter als handelnde Personen anzusehen sind, die ein selbstständiges und selbstbestimmtes Leben anstreben“. Weiterhin unterstreicht sie, dass „diese grundsätzliche Überzeugung … auch für dementiell erkrankte ältere Menschen (gilt), wobei hier die Unterstützung und Begleitung in Abhängigkeit von den Kompetenzen der betroffenen Personen gestaltet werden muss“.

Die Kommission ist der Meinung, dass angesichts des kollektiven Altersphänomens eine neue „Kultur des Alterns“ (Baltes) entwickelt werden müsse (BMFSFJ 2002, 53). Sie legt das hohe Alter angesichts von sich dynamisierenden Lebenserwartungen ab dem 80. bis 85. Lebensjahr fest und definiert Hochaltrigkeit als jenes Lebensalter, zu dem 50 Prozent der Angehörigen eines Geburtsjahres verstorben sind. Sie beschränkt sich damit auf den individuell-chronologischen Aspekt des

Alterns, anstatt andere interindividuelle Variablen des Lebens und der Lebensgestaltung zur Definition des Alterns heranzuziehen (BMFSFJ 2002, 54).

Wenn wir die biographischen, ökonomischen, wohn- und umweltbezogenen Faktoren und Aspekte der Alterszufriedenheit und Lebensqualität in den Vordergrund rücken, dann fällt auf, dass das Zusammenleben mit einer wichtigen Bezugsperson bzw. das Fehlen dieser Person eine immense Rolle spielt. Der Beziehungsaspekt erscheint als einer der wichtigsten im Verlauf des Altwerdens, und die Hilfestellungen für den isolierten und einsamen Menschen erscheinen notwendigerweise als vorrangig. Die sozialen Beziehungen haben entscheidenden Einfluss auf die Lebenszufriedenheit im Alter (Minnemann et al. 1997).

Widrigkeiten des Altwerdens

Welche Störungen und Erkrankungen bringt das Altwerden mit sich und welche Modelle haben die Sozialwissenschaften erarbeitet, um mit diesen Störungen fertig zu werden?

In unserem Buch nimmt das Defizit-Modell, auch wenn dies in unserer ressourcenorientierten Zeit überholt scheint, eine besondere Rolle ein. Denn wir fragen uns, ob die bildnerisch orientierten Therapien, die auf Beeinträchtigungen reagieren, nicht nur auf Ressourcenaktivierung aus sind, sondern im Rahmen eines Defizit-Modells heilsam einen Platz haben können. Wir wollen dazu Stellung nehmen, inwieweit bildnerische Tätigkeit im Rahmen einer Therapie erfolgversprechend sein kann. Auch das Modell des erfolgreichen Alterns wäre eine geeignete Grundlage für die bildnerische Tätigkeit mit in ihrem Alternsprozess gestörten Menschen. Es beschreibt die protektiven Faktoren eines Altersprozesses, der weitgehend ohne die physischen oder psychischen Einschränkungen verläuft bzw. diese erfolgreich bewältigt und fruchtbar macht.

Altersverwirrtheit: eine besondere Herausforderung

Altersverwirrtheit bzw. Demenz gehören zu den größten Herausforderungen, die an die Betreuung und Pflege älterer Menschen gestellt werden. Die Zahl der an Demenz Erkrankten wird auf 800.000 bis 1.200.000 Betroffenen geschätzt, das Risiko einer Erkrankung steigt mit zunehmendem Lebensalter (KDA 2003).

Im Folgenden wollen wir den Begriff „Demenz" erläutern (vgl. dazu auch Menzen 2004): Der Begriff der Demenz steht für Verlusterfahrungen, die sich in Verwirrtheits-, in Vergessens-, in Desorientierungszuständen äußern. Was sich als Aufmerksamkeits-, Assoziations-, Gedächtnis- und Affektstörung auf der mentalen Ebene zeigt, äußert sich als Angst, Depression, Zwang oder Ohnmacht auf der psychischen Ebene.

Die Weltgesundheitsorganisation WHO hat definiert, was Demenz ist: „eine erworbene globale Beeinträchtigung der höheren Hirnfunktionen einschließlich des Gedächtnisses, der Fähigkeit, Alltagsprobleme zu lösen, der Ausführung sensomotorischer und sozialer Fertigkeiten, der Sprache und Kommunikation sowie der Kontrolle emotionaler Reaktionen ohne ausgeprägte Bewusstseinsstörungen" (Sozialministerium Baden-Württemberg 1998, 7). Immer sind Desorientierungs- und Verwirrtheitszustände im Spiel, die verschiedene Stadien durchlaufen. Nicht immer sind diese Verwirrtheitszustände gleich, sie sind je nach Ausgangslage unterschiedlich bemessen.

Ein behinderter Mensch kann infolge seiner bisherigen stärker ausgeprägten gewohnheitsmäßigen Tätigkeiten weniger verwirrt als ein nicht behinderter Mensch sein, dessen sensumotorische Gewohnheiten weniger ausgeprägt sind und im Falle eines Schlaganfalls oder einer Alzheimererkrankung prozedural-gedächtnishaft weniger zur Verfügung stehen. Die Verwirrtheitsgrade in der neurologischen Akutstation, dem gerontopsychiatrischen Pflegeheim und dem Heim für Menschen mit geistiger Behinderung können durchaus als graduell unterschiedlich schwer erlebt werden. Gerade die im Behindertenwohnheim Lebenden scheinen – anders als vermutet – am wenigsten von dem Phänomen betroffen. Die Erklärung ist: Sie sind infolge ihrer kognitiven Beeinträchtigungen beispielsweise in ihrer psychomotorischen Entwicklung stärker ausgeprägt, haben die Phase der Sensumotorik, in der sie oft länger verbleiben, intensiver durchlebt. Infolge sind die prozeduralen Gedächtnisformen in dem von Demenz bedrohten Alter gut trainiert. Menschen mit Behinderung sind vielen Gleichaltrigen darin überlegen. Umgekehrt sind viele derjenigen, die die Demenz schleichend heimsucht und deren neuronale Verschaltungen sie langsam zerstört, angesichts der weniger verfügbaren kompensatorischen Kompetenzen stärker betroffen.

Eine der Begründungen für die unterschiedliche Betroffenheit, des Schweregrades der Erkrankung liegt darin, dass die Beeinträchtigungen „entlang den von Piaget definierten Stufen der intellektuellen Entwicklung des Kindes verlaufen": Bei beginnender Demenz wird ein Verlust der gedanklich formalen Operationsfähigkeiten und ein Rückfall auf das Niveau der konkreten Operationen konstatiert, in einem mittleren Stadium der Demenz regredieren Menschen auf die so genannte präoperationale Phase, und in dem Stadium der schwersten Beeinträchtigung „haben die Patienten das so genannte sensomotorische Anpassungsniveau der ersten beiden Lebensjahre erreicht" (Bauer 2002b, 169).

Wir müssen feststellen, dass fast alle zur Verfügung stehenden Lehrbücher einer diesbezüglichen Unterscheidung entbehren und wir die Ausfälle wie die Ressourcen im Falle der dementiellen Erkrankung genau einschätzen müssen.

Drei Stadien der Demenz

1. Stadium der Vergesslichkeit

Zerstreutheit, Konzentrationsstörungen, Erinnerungsprobleme, Wortfindungsprobleme, zeitliche Orientierungsprobleme, ängstliche; verzweifelte, depressive Reaktionen, die oft überspielt, verdrängt, verleugnet werden; sozialer Rückzug.

2. Stadium der Verwirrtheit

Zeitliche, örtliche und situationsbezogene Orientierungsprobleme, häufige zunehmende Erinnerungslücken, amnestische Aphasien (sprich: Wortfindungsstörungen), Sprachverstehensstörungen, Störungen der Urteilsfähigkeit; leichte bis schwere Gefühlsverunsicherungen bis zu Ausbrüchen und Panikattacken; gereizte, misstrauisch-aggressive Reaktionen, zuweilen unverbindlich erscheinende Freundlichkeit.

3. Stadium der schweren Demenz

Langzeitgedächtnis-Störungen, Wahrnehmungs-, Denk- und Sprach-Zerfall, paranoide Wahnideen, Störungen der Motorik, leicht entfachbare Erregungszustände, Verschwinden früherer Freundlichkeitsbekundungen.
(nach Theunissen 1999)

Die Übersicht über die drei Stadien der Demenz zeigt uns, dass mitunter ein progredienter Wahrnehmungszerfall stattfindet, dass anfängliche Orientierungsprobleme in immer schwerwiegenderen zeitlichen und räumlichen Verstörungen münden. Wir zitieren aus einem Krankenhausbericht, den uns der Neuropsychologe Erich Kasten überliefert hat (1999, Teil 9/2.2,2):

> „Sein Denken war schwer, die hier mussten ihm etwas gegeben haben, sodass er nicht mehr richtig denken konnte. Er wollte nach Hause gehen. Dies hier war nicht sein Zuhause. Daheim war seine Frau. Die würde ihm helfen. Mit langsamen Schritten schlurfte er aus seinem Zimmer, den Flur längs und dann die Treppe herunter. Die große Eingangstür war zu seiner Enttäuschung abgeschlossen. Er kam nicht heraus und rüttelte hilflos längere Zeit an der Türklinke. Dann stand er einige Zeit verloren in der Vorhalle und versuchte nachzudenken, was jetzt zu tun sei, bis er seinen Harndrang bemerkte. Er blickte sich nach einer Toilette um, fand aber keinen Hinweis. Was machte er eigentlich hier in diesem fremden Haus, wie war er hier hinein gekommen? Er konnte sich nicht entsinnen. Er hatte nicht nur vergessen, wo sein Zimmer war, sondern sogar, dass er hier überhaupt ein Zimmer hatte. Die Blase schmerzte, und davon angetrieben, schlurfte er in irgendeine Richtung."

Eine Demenz, wie sie uns hier geschildert wird, zeichnet sich je nach Krankheitsbild aus durch die Störung des Wiedererkennens, des Benennens, der Zuordnung und anderer alltäglicher Planungsleistungen. Die gestörten Funktionsleistungen, denen wir in der Demenz begegnen, bezeichnen wir als Agnosie (Bedeutungsverlust), Aphasie (Sprachstörung), Apraxie (gestörte Bewegungsplanung und Bewegungskoordination), erleben wir auch in der Form epileptischer begleitender Anfälle. Besonders die Abstraktionsleistungen des zeitlichen und räumlichen Erfassens sind gestört. Die Zeitgeber für die Steuerung der genannten Funktionen, die endogen d. h. biochemisch verantwortet sind und sich rhythmisch-verhaltensorganisatorisch äußern, sind außer Takt. Kasten schildert ein weiteres Beispiel, das dieses „Außer-Takt-Geraten" veranschaulicht und uns erste Hinweise gibt, wie man mit kunsttherapeutischen Angeboten ansetzen kann:

> „Die Situation zuhause wurde [...] immer katastrophaler. Strenggenommen konnte er das Haus gar nicht mehr verlassen, da seine Frau immer wieder vollständig unsinnige Tätigkeiten durchführte

oder versuchte wegzugehen. So schüttete sie einmal Zucker in die Waschmaschine, da sie es mit dem Waschpulver verwechselt hatte. Ein anderes Mal wusch sie mehrere Pullover auf dem Programm für Kochwäsche, sodass die Kleidungsstücke völlig eingelaufen waren. Nachdem Herr G. eine Kindersicherung in die Steckdose für die Waschmaschine eingesetzt hatte, versuchte seine Frau, ihre Wäsche in einem Kochtopf in der Küche zu waschen. Sie vergaß dabei nicht nur, den Herd wieder abzuschalten, sondern verschmutzte mit der Lauge auch den Herd und den Fußboden, ohne Anstalten zu unternehmen, dies wieder zu reinigen. Frau G. verlor zunehmend auch jedes Gefühl für die Tageszeit; wenn draußen Wolken aufgezogen und es dadurch dunkler wurde, dann zog sie sich aus und bestand darauf, sie müsse nun ins Bett gehen. Dafür stand sie oft mitten in der Nacht auf und begann in der Wohnung umherzulaufen und irgendwelche Tätigkeiten durchzuführen. Ihr Gedächtnis war zu diesem Zeitpunkt schon völlig zusammengebrochen. Sie wusste schon wenige Minuten später nicht mehr, was gerade geschehen war, was man mit ihr gesprochen hatte oder ob und was sie gerade gegessen hatte. Oft behauptete sie, direkt im Anschluss an Mahlzeiten, Hunger zu haben und fragte, wann es denn endlich Mittag gebe. Auch ihre Sprache wurde zunehmend verwirrter, oft fehlte ihren Sätzen jeder Sinn und ihre Ausdrucksweise wurde grammatikalisch falsch. Mitunter verwechselte sie die Funktion von Gegenständen und versuchte z.B. sich mit der Zahnbürste zu kämmen, schmierte sich Zahnpasta als Hautcreme ins Gesicht und versuchte einmal sogar Haarshampoo zu trinken. Sie verwechselt auch die Reihenfolge von Kleidungsstücken und zog sich z.B. den Büstenhalter über der Bluse an." (Kasten 1999, 9/3, 8f)

Wie wir helfen können

Die jeweiligen Fragestellungen werden in diesem Buch unter drei Aspekten bearbeitet: Nachdem erstens Fragestellung und Thema formuliert sind, soll im zweiten Herangehen die Antwort der Wissenschaft diskutiert werden, um drittens einer therapeutischen Reflektion Platz zu machen. Wir werden zu zeigen versuchen, dass die bildnerische Tätigkeit im Falle des gestörten Altwerdens nicht nur kompensatorisch heilsam sein kann, sondern dass sie, wie generell die Kunst es möchte, Möglichkeiten eines anderen, hier besseren Lebens eröffnet.

1 Körperliche Aspekte des Alterns

Wir werden in den folgenden Kapiteln die körper-, sinnes-, kognitions- und gefühlsbezogenen Aspekte des Altwerdens recherchieren. Wir werden sehen, dass sich im Laufe des Alternsprozesses die physischen, mentalen und emotionalen Kompetenzen verändern. Wir werden sehen, wie von diesen Veränderungen auch die sozialen Rollen beeinflusst werden. Und umgekehrt werden wir in den Praxisbeispielen erleben, dass die Erhaltung des sozialen und ökologischen Kontextes den Erhalt bestimmter Kompetenzen fördert. Der Hilfe- und Pflegebedarf, der dann erforderlich ist, wenn der ökologische Kontext der alt werdenden Personen nicht mehr gewährleistet ist, wenn sie sich also in ihrem gewohnten Umfeld nicht mehr selbst versorgen können, hat sich entsprechend auf diesen sozialen Kontext hin zu orientieren.

1.1 Körperliche Einschränkungen im Alter und wie man sie erfasst

Wir unterscheiden das biologische, das psychologische und das soziale Altern. Nach wie vor verändern sich Aussehen, Organfunktionen, psychische Einstellungen und soziale Bedingungen. Insbesondere lassen sich Veränderungen beobachten, die die Endlichkeit des Lebens als genetisch bedingt ausweisen und die den Bedingungen der alltäglichen Erfahrung unterworfen sind. Nach wie vor gehen wir davon aus, dass die Lebenserwartung eines jeden Menschen durch seine Gene bestimmt wird. Allerdings wird auch die Aktivität unserer Gene z. T. von Beziehungen und Lebensstilen gesteuert (Bauer 2002a).

Wir können von einem Zusammenspiel von Genen und Umwelt ausgehen, davon, dass auch unsere körperlichen Strukturen, insbesondere unsere Gehirn-Strukturen von den zwischenmenschlichen Beziehungen mitorganisiert werden (Bauer 2002a, 19). Gene werden zum großen Teil durch unsere Beziehungen reguliert. Ganz alltägliche Interaktionen mit anderen Menschen beeinflussen die Aktivität regulatorischer Gensequenzen, die wiederum für bestimmte Protein-Konstellationen verantwortlich sind: Hormone, Enzyme und Neurotransmitter sind solche Protein-Hilfstruppen in unterschiedlichen Einsatzgebieten, die ihrerseits die Ausschüttung von Botenstoffen in Gang setzen. So können wir also feststellen, dass „mit den Nervenzellensystemen der fünf Sinne wahrgenommene zwischenmenschliche Situationen ... vom Gehirn fortlaufend in biologische Signale verwandelt (werden)" (Bauer 2002a, 39). Wenn wir also von den körperorientierten Aspekten des Alterns reden, dann kommen wir nicht umhin, die jeweilige zwischenmenschliche Situation des alten Menschen und entsprechend seine psychische Befindlichkeit miteinzubeziehen. Diesen Zusammenhang müssen wir besonders dann beachten, wenn wir über die Bindungsstrukturen des alten Menschen reden.

Chromosomen befinden sich in jeder Körperzelle und werden durch so genannte Telomere gesichert, die eine Art Schutzkappe für all unserer Eigenschaften bilden. Die Chromosomen bestimmen, dass sich die Bauchspeicheldrüse alle 24 Stunden, dass sich die Magen-Darm-Schleimhaut alle drei Tage erneuert, dass unser Körper jeden Monat eine komplett neue Hautfläche produziert, dass alle sechs Wochen aus einer alten eine neue Leber wird, dass alle paar Monate ein neues Knochengerüst inklusive der Gelenke entsteht, dass dreimal im Jahr ein kompletter Blutaustausch stattfindet. Der Alterungsprozess stellt sich als ein kontinuierliches Recyclingprojekt dar, das jede Sekunde 7 Millionen, jeden Tag 300 Milliarden neuer Zellen gebiert – wenn nicht Krankheiten diesen Prozess der ständigen Zellerneuerung stören und die gleichsam groß angelegten Kopierleistungen des Körpers beeinträchtigen.

„Unsere Gene sind ein Steuerungsprogramm für das Leben" sagt der Genforscher Greg Venter: „Sie managen Wachstum und körperliche Entwicklung ebenso wie Alterung, Krankheitsanfälligkeit, Nachlassen der Leistungsfähigkeit" (zit. nach Lohmeyer 2001, 10). In unserem Genpool, so Lohmeyer, befinden sich sogenannte Primärkodes, die über unseren Alterungsprozess und unsere voraussichtliche Lebensspanne entscheiden. Solche Aussagen könnten deprimieren, wäre nicht die offensichtliche Erkenntnis, dass sich die biologische Lebenserwartung gewandelt hat. Sie ist offenbar auch abhängig von jenem psychosozialen Kontext, über den Joachim Bauer berichtet. Auch wenn ein allmählicher Verlust der Teilungsfähigkeit bestimmter Körperzellen genetisch programmiert zu sein scheint, kommen wir nicht umhin, den psychosozialen Kontext unserer genetischen Programme mitzudenken. Der Prozess des Altwerdens erscheint unter körperlicher – jetzt müssen wir genauer sagen: psychischer und somatischer Hinsicht – eine Art Widerspiegelung all jener Umstände, in denen wir und auf die wir körperhaft in unserem Leben reagieren. Das Altern dokumentiert eine Art Langzeitwirkung des Erlebten auf körperliche Weise.

Bio- und psychosoziale Interaktionen werden als direkt die körperlichen Prozesse beeinflussend anerkannt. Das haben schon René Spitz in seiner Hospitalismuslehre, Anna Freud in der Beschreibung der Trennungserfahrungen von Kindern und Bindungstheoretiker wie Ainsworth oder Bowlby vor Jahrzehnten untersucht.

Altern scheint parallel einherzugehen mit der immer geringer werdenden Reparaturleistung, die die DNS jeder Zelle fortwährend, aber eben abnehmend verantwortet. Und gesichert scheint auch, dass die Alternsprozesse an den Organen unterschiedlich schnell verlaufen, keinesfalls im Gleichklang. Viele Erklärungen deuten auf den Hypothalamus als Steuerorgan hin: Er regelt u. a. das Ess-, das Temperatur-, das Gefühls- und das Sexualverhalten, ist für die Stoffwechselprozesse verantwortlich und eben auch dafür, dass bei dauerhaft hohem Stoffwechselverbrauch das Leben kürzer scheint (Mietzel 1992, 104). Anders als beschaulich lebende Mönche erreichen Leistungssportler seltener ein hohes Alter. Was hier heißt: dass mit zunehmender Komplexität der molekularen Proteinverbindungen die Elastizität der Organe eingebüßt wird (Mietzel 1992, 105).

Typische körperliche Erkrankungen älterer Menschen

Somit wären wir bei den körperlichen Erkrankungen angelangt. Die epidemiologischen Daten der 15- bis 39-Jährigen, 40- bis 64-Jährigen und über 65-Jährigen zeigen, dass sich die Krankheitsraten jeweils verdoppeln (Oster/Schlierf 1998, 82). Zerebrovaskuläre und arthritische Erkrankungen nehmen nochmals bei den über 75-Jährigen zu. Eine wachsende Multimorbidität ist mit zunehmendem Alter zu vermerken, d. h. ältere Menschen leiden häufiger gleichzeitig unter mehreren Erkrankungen. Damit einhergehend werden Einschränkungen von Körper- und Verhaltensaktivitäten festgestellt: Gehen, Baden, Anziehen, Toilettenbenutzung, Aufstehen, Essen, Mahlzeiten vorbereiten, Autofahren etc. fallen schwerer. Körperlich funktionale Veränderungen, beispielsweise eine Zunahme an Fett und eine Abnahme von Muskelgewebe oder eine Abnahme der Beweglichkeit der Gelenke, werden bedeutsam. Die muskelphysiologischen Einschränkungen zeigen sich in den Einschränkungen von Alltagsverrichtung oder ADLs (im Fachjargon „activities of daily living"), oder, was für manche alte Menschen äußerst demütigend sein kann, in Kontinenzproblemen, besonders aber zeigen sie sich in einer zunehmenden Sturzgefährdung.

Ein Grund für die gehäufte Wahrscheinlichkeit von Stürzen ist die

Abnahme von Muskelkraft. Sie kennzeichnet eines der bedeutsamsten Probleme des Alterns. Die Muskelmasse reduziert sich bis zum 60. Lebensjahr um bis zu 20 Prozent, bis zum 75. Lebensjahr um bis zu 35 Prozent. In der Folge verzeichnen wir bei den Betroffenen eine verlangsamte Nervenleitgeschwindigkeit, eine zunehmende Innervation der langsamen Muskelfibrillen (wir besitzen langsam und schnell reagierende motorische Neuronen, abhängig von der neuronalen Impulsfrequenz), ein verunsichertes Schreiten, ein beeinträchtigtes Gleichgewicht, insgesamt eine veränderte Gangart. Eben diese neurophysiologischen Veränderungen bringen eine veränderte Körperwahrnehmung mit sich und führen zu Stürzen. Fast die Hälfte aller über 60-Jährigen stürzt mindestens einmal innerhalb eines Jahres, 27 Prozent stürzen häufiger als dreimal im Jahr. Und die Einschränkung der Sehkraft erhöht die Wahrscheinlichkeit eines Sturzes um das 2,1-fache. Die Einnahme von Neuroleptika erhöht die Wahrscheinlichkeit sogar um das 28-fache (Wojnar 1995, 12f). Wojnar hat festgestellt, dass 25 Prozent aller Stürze jene Menschen in Pflegeheimen betreffen, die im Rollstuhl oder im Bett fixiert waren. Vor allem Demenzerkrankte, die im Fortbewegen und Gehen eine ihrer letzten selbst ausgeführten Tätigkeiten vollziehen, sind betroffen. Ihre Bewegungsfreiheit einzuschränken bedeutet zuweilen, sie unzulässig zu gefährden:

> „Besonders gefährdet sind die über 80-jährigen dementen Menschen, weil sie in lebensbedrohlichen Situationen nicht fähig sind, sinnvoll zu reagieren und gezielt zu handeln. Nicht selten verharren sie in einer Körperlage, die zur Erstickung führt, oder klemmen sich durch ungesteuerte Bewegungen zwischen den Bettgittern ein“ (Most 2001, 77).

Die motorischen Einschränkungen des alternden Menschen korrelieren also mit den Beeinträchtigungen anderer Sinnesorgane: Alterssichtigkeit, Linsentrübung der Augen und Hörschädigungen (Hochtonverlust) wirken sich auch auf den Bewegungsentwurf aus. Beeinträchtigungen von Bewegungsplanung und -koordination (Apraxie) sowie Störungen im geordneten und gezielten Bewegungsablauf (Ataxie) sind altersbedingt keine Seltenheit. Im Krankenhaus, Pflegeheim, auch in den Heimen älter werdender Behinderter sind gerade diese Funktionsstörungen gehäuft anzutreffen (Oster/Schlierf 1998). Bei den über 75-jährigen Krankenhauspatienten waren Stürze zu 65 %, Immobilität zu 49 %, Inkontinenz zu 43 % anzutreffen. Und im Pflegeheim lagen die recherchierten Zahlen noch höher (Oster/Schlierf 1998, 84).

Angesichts der vielfachen Einschränkungen bedeutet dies für die Bezugspersonen des älteren Menschen und auch für das helfende Personal, die noch möglichen Aktivitäten des täglichen Lebens zu erfassen. Diese Aktivitäten können im sog. geriatrischen Assessment mit bestimmten Verfahren ermittelt werden. Aber welcher Angehörige hat den Zugang, welche pflegende Bezugsperson hat die Zeit, ein solches sog. geriatrisches Assessment auch nur nachzuvollziehen? Die Erfahrungen zeigen, „dass es in fast allen Pflegeeinrichtungen ein großes Informationsdefizit bezüglich der Klienten gibt" (KDA 2001, I/75). Die bekanntesten Einschätz- oder sog. Assessment-Instrumente sind:

- AEDL (Aktivitäten und existentielle Erfahrungen des täglichen Lebens, Georg 1997; Krohwinkel 1998) ist ein pflegediagnostischer Ansatz, der den sog. NANDA-Diagnosen folgt (North American Nursing Diagnoses Association), die wiederum das Kommunizieren, Sich-Bewegen, Sich-Pflegen, Essen und Trinken, Ausscheiden, Sich-Kleiden, Schlafen, Sich-als-Mann-oder-Frau-Fühlen, Soziale-Beziehung-Aufnehmen, Vital-Funktionieren, Existenzielle-Situationen-Meistern etc. erfassen.
- RAI (Resident Assessment Instrument, Garms-Homolová/Gilgen, 2000) ist ein Schulungsinstrument, das Verwirrtheit, kognitive Beeinträchtigung, kommunikative Kompetenz, psychosoziales Wohlbefinden und Stimmungslage, aber auch den körperlichen, pflegerischen und hygienischen Zustand einschätzt.
- PLAISIR (**PLA**nification **I**nformatisée des **S**oins **I**nfirmiers **R**equis en milieux des soins prolongés oder: Informationsgestützte Planung der erforderlichen Pflege in Einrichtungen der Langzeitpflege) ist ein Instrument, das das bio-psycho-soziale Profil der Betroffenen erstellt, die erforderlichen Pflegeleistungen beschreibt (allgemeine Pflege, Pflegetechniken, sowie kommunikative Hilfestellungen) und in den Einrichtungen abgleicht (KDA 2000, Oster/Schlierf 1998, 84; Brandenburg 1996; Brandenburg/Menzen 1999).

Angesichts der vielfältigen Einschränkungen und der Schwierigkeiten der richtigen Einschätzung gilt als Richtschnur die „Verlängerung der Phase unabhängiger Lebensführung" (Oster/Schlierf 1998, 86). Wo diese nicht mehr gewährleistet ist, muss die Pflege ansetzen

In Deutschland sind ca. 2,04 Millionen Menschen pflegebedürftig im Sinne des Pflegeversicherungsgesetzes (SGB XI). Sie werden mehrheitlich, nämlich zu 70 Prozent (ca. 1 Million) von Angehörigen zuhause gepflegt, zu 30 Prozent in Heimen versorgt. Ca. eine halbe Million Pflegebedürftiger wird von Pflegediensten betreut (Frankfurter Rundschau 2003, 4).

1.2 Spezielle psychomotorische Aspekte des Alterns

Wie wir schon gesehen haben, werden gerade in den körperlich eingeschränkten Bewegungsmöglichkeiten die für unseren Kontext interessierenden, wenn auch ressourcenorientiert scheinbar nicht so wesentlichen Alterserscheinungen sichtbar. Eine schwindende, durch Fett ersetzte Muskelsubstanz, die sich durch weniger Dauerbelastungsfähigkeit und durch eine kontinuierliche, nicht nur alters-, sondern auch trainingsbedingte Schwäche auszeichnet, tritt besonders hervor. Der Knochenbau ist weniger elastisch, die Knochenmasse nimmt ab, was oft erst im Kernspintographen sichtbar wird. Zunehmende Gefährdung durch Knochenbrüche ist die Folge (Mietzel 1992, 80). Die körperlichen Bewegungsmöglichkeiten sind aber nicht nur auf belastbare Muskeln und Knochen angewiesen, sie erfordern die Intaktkeit von Herz und Kreislauf. Die Belastungen des Herz-Kreislauf-Systems wachsen aber angesichts der Ernährungsgewohnheiten der westlichen Industrieländer. Diese begünstigen arteriosklerotische Verengungen der Blutgefässe. Die gesteigerten Blutfettwerte tragen zu einer Schädigung der Adern bei. Eine Verbesserung des Stoffwechsels durch regelmäßige körperliche Belastung von 30 bis 60 Minuten bringt hier Hilfe; sie baut schädigende Blutfettwerte ab und sie erhöht in der Folge die psychomotorische Belastbarkeit.

Um zu entscheiden, wann psychomotorische Fertigkeiten eingeschränkt sind, müssen wir sie zunächst einmal definieren: „Eine psychomotorische Fertigkeit ist ein erworbenes Muster feinkoordinierter Willkürbewegungen des Gesamtkörpers oder von Körperteilen“ (Birren 1994, 156). Angeborene und erlernte Steuermechanismen wirken zusammen, Hirnareale können beispielsweise ernährungs- und belastungsbedingt nach Schlaganfall oder Schädel-Hirn-Trauma nach einem Sturz ausfallen. Unwillkürlich und willkürlich zusammenarbeitende neuronale Steuerimpulse des Gehirns, die entwicklungs-, erfahrungs- und kontextuell bedingte Faktoren integrieren, spielen eine wichtige Rolle. Ein Team von Freiburger Psychologen und Ärzten für Psychosomatik (Bauer, Geigges, von Uexküll), sowohl für Erwachsenenpsychotherapie (Plassmann, von Arnim) für Neuropädiatrie (Emmerich) und Neurologie/Kinderpsychiatrie (Sauer), ein Team, in dem auch

Kunsttherapeuten einbezogen waren, entwarf das „Projekt einer integrierten Neuropsychotherapie“. Dabei wird die organismische Eingebundenheit der Betroffenen nicht nur nach, sondern auch vor einem Unfall (einem Sturz) in die Behandlungsmaßnahmen mit einbezogen. Die Behandlung der infolge des Sturzes unterbrochenen psychomotorischen Kompetenzen interpretiert die körperliche Verletzung im Kontext des gesamten vorangegangenen psychomotorischen Verhaltens (davon mehr in Kapitel 7).

Sie erfassten mit all den zur Verfügung stehenden Herangehensweisen der unterschiedlichsten Professionen, wie der im Wachkoma liegende Mensch orgnismisch seine vielfältigen Bedürfnisse und Beziehungserfordernisse zu interpretieren sucht. Zunehmend stießen sie im Verlauf der Einbeziehung des gesamten Teams (in dem auch die Reinigungskräfte der Abteilung ihre Eindrücke schilderten) sowie aller nur greifbaren Bezugspersonen auf ein Muster des Verhaltens, ein lebenslang eingeschliffenes Zusammenspiel von psychischen und motorischen Verhaltensweisen, das auch im Übergang zur dementiellen Erkrankung virulent wird.

Beispielhaft wurden diese Erkenntnisse schon an einer sehr jungen, 5-jährigen Unfall-Patientin offensichtlich (Emmerich/Sauer 2003, 612f), verifiziert wurden diese Erkenntnisse zunehmend in der Erfahrung mit sehr alten Alzheimer-Patienten (Bauer 2002, 157f). Emmerich und Sauer berichten von der kleinen Patientin, die von einem Auto angefahren im Koma liegt. Schwere Schädel-Hirnverletzungen, Becken- und Rippenfrakturen, eine Herzprellung – so liegt sie da wie erstarrt und nicht bewegungsfähig mit kaum zu interpretierenden gestörten Wach-Schlaf-Rhythmen. Die traumatische Körpererfahrung des Mädchens gebietet einen besonders behutsamen und aufmerksamen Körperumgang. Jede Triggerung, also quasi körperhaft leichtfertige Assoziation an das Aufprallerlebnis, muss vermieden werden. Aber da ist auch eine Kopfbewegung (wie in Richtung des Kopfes zum Unfallauto, sagen Einige) – und die Mutter, die sich mit dem Berühren, Anlehnen des kleinen Kopfes unerwartet schwer tut und, anders als gewohnt, verunsichernd und Stress auslösend mit dem Mädchen umgeht. Dessen „Verhalten“ eskaliert. Bis der Vater einen Ausweg bietet, nachts neben der 5-Jährigen schläft und ihr Sicherheit gibt. Fortan verläuft der Heilungsprozess, hier zunächst die Synchronisation des Wach-Schlaf-Rhythmus, ausgesprochen zufriedenstellend.

> Bauer berichtet von einem älteren Patienten, der schließlich die Diagnose Alzheimer-Erkrankung im Frühstadium haben wird (Bauer 2002, 165f). Während der Abklärung sitzt die Ehefrau dem Diagnostizierenden gegenüber. Deutet durch Blick und Gestik an, dass sie ihren Mann nicht für voll nimmt. Sie hat offenbar nur Interesse an einer organischen Erklärung. Sie macht deutlich, dass sie seine ikonischen Kundgebungen (d. h. seine Anzeichen für Erlebnisse und Gefühle) für wertlos hält und allein seine indexikalischen Kundgebungen (also die raum-zeitlich, d. h. umgebungshaft orientierenden, zwecksetzenden Anzeichen) für beachtbar, aber in diesem Fall für unsinnig hält. Bauer erfährt über seine gefühlshaft stärkenden Angebote, was dem Patienten in seiner Lebens- bzw. Partnerschaftsgeschichte gefehlt hat. Er kann schließlich verallgemeinern, was er an dieser konkreten Geschichte erfährt: Der dementiell Erkrankte hat seine pragmatische Kompetenz schon lange Jahre an seine Partnerin delegiert, hat sich quasi per Auftrag unfähig erklärt, die Dinge des Lebens selbst zu bewältigen. Die therapeutische Intervention wird eine Art der Redelegation versuchen – hier allerdings ohne die Hoffnung, den Erkrankungsprozess rückgängig zu machen.

Beide Beispiele zeigen, wie eingespielte leibhaftige Verhaltensmuster im Falle einer hirnorganischen Betroffenheit bei der Erkrankung mitspielen.

Wir wollen darauf hinweisen, dass einerseits neuro- und muskelphysiologische Überlegungen angesichts der vielfältigen Beeinträchtigungen des Alters notwendig sind, – und wir gegen alle Beteuerungen, dass die Defizittheorie des Alterns vernachlässigbar sei, darauf verwiesen sind, uns um den Status des alternden Menschen zu kümmern, um auch sein körperliches Leiden in allen seinen Konsequenzen – auch im Hinblick auf seine Belastungsgrenzen und verbleibenden Ressourcen – zu verstehen. Wir wollen aber auch auf die Eingebundenheit des Menschen in seine beispielsweise familiäre Situation hinweisen, die möglicherweise im Alter durch den Heimeintritt unterbunden wird – mit all ihren leibhaft greifbaren Konsequenzen. Da ist beispielsweise jene alte, seit 7 Monaten eingewiesene Frau, die nach der Heimbesichtigung von ihren Anverwandten erfuhr, dass dies jetzt ihr Zuhause sei. Das Trauma der unverarbeiteten Trennung führte bei ihr zu einem sich völlig abkapselnden Verhalten, in dem sie repetitiv und ohne Ende jedem auf sie Zukommenden erzählte, wie sie heisse, woher sie komme, woher ihr Vater stamme -immer wiederholend dasselbe Statement. Offenbar traumatisiert durch die leibhaftige Ausgrenzung aus ihren familiären Kontexten, war sie von den Pflegekräften kaum mehr berührbar, wehrte sich auch bei liebevollem Ansinnen, ihr behilflich zu sein, mit dem Stock.

Wir werden zeigen, dass wir die Störungen der willkürlichen körperlichen Funktionen durchaus über die Anleitung der unwillkürlichen Handlungsabläufe beeinflussen können – was medizinisch derzeit nur wenig erforscht scheint. Das schon angeführte Freiburger Team, hier besonders die Psychologin Sabine Emmerich und der Neuropsychiater Manfred Sauer, haben zu zeigen vermocht, dass selbst komatöse Patienten auf das Beziehungsangebot des Behandlungsteams antworten (Emmerich/ Sauer 2003). Wir werden zu zeigen versuchen, dass ein scheinbar handwerklich orientiertes, kunsttherapeutisch verstandenes Projekt Menschen mit Schädel-Hirn-Traumen (S-H-T) – z.B. nach schweren Stürzen – in einen Prozess führt, der sie über das ästhetisch Faszinierende, das Bewusstsein ganz Einbindende des gestalterischen Prozesses selbstvergessen macht für den Augenblick des Projektes. Eben dieser Effekt könnte eines der Unterscheidungsmerkmale zwischen Ergo- und Kunsttherapie sein.

1.3 Das Altern der Sinne

Der Mensch verändert sich konstitutionell im Laufe seines Lebens. Sein Grundumsatz, also sein Energieverbrauch in vollständiger Ruhe, vermindert sich immer mehr. Im späteren Leben bauen sich zusätzlich Muskeln und Knochensubstanzen ab, so dass der Mensch eigentlich weniger zunehmen und eher abnehmen müsste. Europäische und US-amerikanische Erfahrungen berichten aber vom Gegenteil, was darauf hinweist, dass wir einer entsprechenden Begleitung im Prozess des Älterwerden bedürfen. Für unseren Kontext ist wichtig, dass mit der Gewichtszunahme in der Regel ein verändertes Sinnes- und Körperverhalten verknüpft ist.

Das zeigt sich schon an unserem Hautsinn, der den Tastsinn umschließt. Die Haut ist unser größtes Organ. Sie ist der Sonne, Umweltgiften, Schädigungen durch falsche Ernährung und Stress oft ungehindert ausgesetzt. Im höheren Lebensalter ist die Haut dünner, was mit einem Rückgang der in sie eingelagerten Schweißdrüsen einhergeht. Diese Drüsen garantieren die so lebensnotwendige Anpassung an die Außentemperatur. Ihre eingeschränkte Funktionsfähigkeit führt mit dazu, dass alte Menschen bei großer Hitze und Trockenheit dehydrieren und daran sogar sterben können. Eine Reduzierung der Fettdrüsen wiederum macht die Haut trocken und rissig. In der Regel bleibt die Berührungs- und Tastempfindlichkeit der Haut erhalten, bis wir ca. 50 bis 55 Jahre alt sind. Danach steigt die Empfindungsschwelle aus den erwähnten Gründen an – was man bei der Pflege und therapeutischen Arbeit mit älteren Menschen wissen sollte (Birren 1974, 123). Das Umgekehrte trifft für die Schmerzempfindlichkeit zu: Die 20-Jährigen unterscheiden sich in dieser Hinsicht von den 65-Jährigen um 20 Prozent, d.h. wir konstatieren für die Älterwerdenden eine sinkende Schmerzempfindlichkeit (Sherman/Robbillard 1960; Birren 1974, 123).

Die Veränderungen der Sehleistung werden ca. ab dem 45. Lebensjahr spürbar: Besonders ist hier anzuführen ein zunehmender Verlust der visuellen Akkomodation, d. h. der Fähigkeit des Auges, den Krümmungsgrad so zu verändern, dass unterschiedlich entfernte Gegenstände sich klar abbilden und sowohl in der Nähe als auch Ferne scharf zu sehen sind. Außerdem ist bei 64 Prozent der Menschen im Alter zwischen 51 und 60 Jahren und in 96 Prozent der Fälle jenseits des 60. Geburtstag eine Verminderung der Lichtdurchlässigkeit festzustellen, die Linse trübt sich durch altersbedingte Stoffwechselstörungen ein. Um gesehen und erkannt zu werden, muss etwas fortan heller beleuchtet sein. Entsprechend ist die Orientierung im Dunklen, beispielsweise besonders auch das Autofahren, und die Anpassungsfähigkeit an andere Beleuchtungsverhältnisse erschwert. Auch blaue, grüne und violette Farben werden nicht mehr wie vormals unterschieden (wohl aber gelb-orange-rot; Mietzel 1992, 73). Die Netzhaut macht mit verminderter Stäbchen-Zahl (hell-dunkel-Unterscheidung) und Zapfen-Zahl (Farb-Unterscheidung) einen Wandel durch. Typische Augenerkrankungen im Alter sind der „Grüne Star“ (Verstärkung des Augeninnendrucks und Gefährdung der Durchblutung), der das Sehfeld beeinträchtigen und bis zur Erblindung fortschreiten kann und der „Graue Star“ (wachsende Eintrübung der Linse).

Am Beispiel Claude Monets können wir eine solche im Alter recht häufig vorkommende Eintrübung nachvollziehen. Monet litt am sog. „Grauen Star“. Wie wirkte sich diese Erkrankung aus und was bedeutete diese Einschränkung für seinen Malprozess? Um den ganzen Umfang der Beeinträchtigung zu ermessen, müssen wir wissen, dass Tiefenschärfe und Farbwahrnehmung in unserem Leben einen Prozess durchlaufen. Zunächst sind die Augenlinsen des Kindes blassblau, dann gelb, und immer gleicht unser Gehirn die Färbung aus. Außerdem sind die Augenlinsen des Kindes ungetrübt, mit 20 Jahren eingetrübt, mit 50 Jahren schon trüber, mit 80 Jahren eine starke

> Trübung aufweisend. Und wieder gleicht das Gehirn die Schärfe des Wahrnehmens aus, – so lange es geht. Wenn kein Ausgleich mehr möglich ist, sprechen wir vom „Grauen Star“. Am Beispiel Monets und seinen Gartenlandschaften wird der Altersprozess offensichtlich. Seine Farbwahrnehmung verschiebt sich immer mehr: Das Rot als Farbe wird in seinen Bildern immer dominierender. Alles weist auf einen „Grauen Star“ hin. 1923 wird er am rechten Auge operiert. Das gesunde operierte Auge wird fortan eher die blauen Töne auf seinen Bildern, das erkrankte eher die roten Töne favorisieren. Und so können wir seine Gartenlandschaften danach unterscheiden, ob sie vor oder nach seiner Operation gemalt worden sind.

Eine ähnliche Veränderung ist beim Gehörsinn festzustellen: Das Gehör vermittelt uns mit den Tönen, Klängen und Geräuschen den Hintergrund aller Erfahrungen in ihrer spezifischen Charakteristik. Es verliert mit dem Alter aber das Vermögen, höhere Töne wahrzunehmen. Hörbare Töne sind in der Regel in einem Bereich von 20 bis 20.000 Hz registriert. Ein 4000 Hz Ton muss für das Gehör eines jüngeren Menschen 5 Dezibel laut sein, für das Gehör eines 50-jährigen Menschen schon 25 Dezibel und für das Gehör eines 75-jährigen Menschen mindestens 55 Dezibel. Da normale Unterhaltungen aber mit 60 bis 80 Dezibel Lautstärke geführt werden und im Frequenzbereich von 200 bis 800 Hz liegen, ist die Kommunikation unter diesen Umständen immer noch möglich. Die Hochton-Verluste wirken sich dennoch auf die normale Kommunikationsfähigkeit aus, sie stören u. U. die soziale Interaktion, die der alternde Mensch zu führen gewillt ist.

Wir wollen uns diese Einschränkung genauer ansehen: Unsere Haarzellen im Innenohrapparat, der sog. „Schnecke“ oder Cochlea, manifestieren sich durch die Schwingungen der mit ihnen büschelweise verbundenen Härchen im Gehirn als Informationen. Die Haarzellen, die für die hohen Frequenzen zuständig sind, sterben von Geburt an ab. Die Bandbreite an Tönen geht im Leben zunehmend verloren, wir büßen stetig Verstärkerhaarzellen ein. Das Zischen der U-Bahn-Bremsen weicht langsam einer Art Meeresrauschen. Das Gehirn gleicht wie beim Sehen auch hier aus. Aber dann kann es die reduzierten Informationen nicht mehr berichtigen. So ist der alte Mensch an lauten Orten irritiert. Sein Gehirn ist im Höchstmaß mit der Entschlüsselung der lebenswichtigen Töne beschäftigt. Und vor allem seine Kommunikation ist abgelenkt, leidet unter den Entschlüsselungsversuchen seines Organismus.

Die sozialen Einschränkungen, die mit Altersschwerhörigkeit verbunden sind, können auch psychisch gravierend sein: Der Altersschwerhörige kann sich sozial isoliert fühlen, paranoisch die Absprachen und Kommunikationsformen anderer Menschen beargwöhnen und in ein feindseliges Grundverhalten geraten (Mietzel 1992, 79). Ältere Menschen sind in Gefahr, laute Töne nicht mehr zuhören. Etwa 30 Prozent der über 60-Jährigen und 60 Prozent der 70- bis 80-Jährigen sind hiervon betroffen (Tesch-Römer/Wahl 1996; Tesch-Römer 1998, 109). Die Normalität des Hörens wird mittels des Hörgerätes aber nicht wiederhergestellt, allenfalls kompensiert.

Ist besonders das kommunikative und orientierende Verhalten des alten Menschen im Umgang mit Einzelnen oder einer Gruppe nachhaltig gestört, müsste es auf seiner Seite Kommunikationsstrategien zur Bewältigung in Gang setzen, die die akustischen Bedingungen zu verändern versuchen. Er könnte um Wiederholung bitten, er könnte nachfragen – aber oft zieht er sich stattdessen in die soziale Isolation zurück. Dieses Verhalten beobachtete Tesch-Römer in einer Untersuchung bei einem Fünftel der befragten älteren Menschen: „Ja, ich bin nicht mehr da, faktisch gesehen ...“, sagt der 67-Jährige, als geringfügig schwerhörig eingestufte Mensch; „wenn's viele sind, bin ich raus“, sagt er; und die 64-Jährige sagt: „man kapselt sich immer mehr ab“; schließlich resignativ der 77-Jährige: „man kann es jedoch nicht ändern“ (Tesch-Römer 1998, 119f).

1.4 Sensumotorische Aspekte des Alterns: Wie Sinne und Bewegung zusammenspielen

Zusammenfassend stellen wir fest, dass die psychomotorischen Fertigkeiten des alten Menschen im Zusammenspiel mit den Sinnesleistungen wegen nachlassender Wahrnehmungsgeschwindigkeit, Gedächtnisleistungen, Feinstruktur in der Ablaufdynamik, Koordination von Muskelbewegungen, Geschicklichkeit beziehungsweise Fähigkeit, eine ablaufende Handlung genau zu überwachen, eingeschränkt sein können. Diese Einschränkungen sind durchaus kompensierbar (Welford 1958, Birren 1974). Beide Autoren kommen zu folgendem Schluss:

1. Aktivität unter Zeitdruck wie z.B. Auto fahren oder Fließbandarbeit ist eher kontraindiziert für ältere Menschen.
2. Die eigene Aktivität sollte überschaubar sein, die Geschwindigkeit des Handlungsablaufs sollte beeinflussbar sein.

3. Abnehmende Sinnesschärfe und Muskelkraft ab dem ca. 40. Lebensjahr können durch bessere Arbeitstechniken und Erfahrung ausgeglichen werden.
4. Dramatische Änderungen der psychomotorischen Fertigkeiten korrelieren hoch mit sensumotorischen Verletzungen oder neurologischen Erkrankungen.
5. Menschen über 70 Jahre haben ein ausgeprägtes individuelles psychomotorisches Profil, das empirisch kaum vergleichbar ist.
6. Arbeitsprozessuale Anpassungsleistungen an die psychomotorischen Veränderungen können drohende Ausfälle kompensieren.

Bei allen hier angeführten Einschränkungen stellt eine Berliner Altersstudie fest, dass 80 Prozent der untersuchten Bevölkerung im Alter von 70 bis 104 Jahren weitestgehend ihr Leben selbstständig führen können. Nur acht Prozent der Befragten waren hiernach im Sinne der Pflegeversicherungsstufen pflegebedürftig. Die Bedürftigkeit trat wesentlich erst nach dem 80. Lebensjahr ein, woraus der Dritte Bericht zur Lage der älteren Generation (BMFSFJ 2001, 71) den Schluss zieht, „dass für den größeren Teil der älteren Bevölkerung erst ca. 15 bis 20 Jahre nach dem Austritt aus dem Erwerbsleben Hilfebedarf mehr oder weniger zur Regel wird. Die Jahre davor sind für die meisten von weitgehender Unabhängigkeit von Hilfe und Alltagskompetenz gekennzeichnet" (Mayer und Baltes, 1996).

Tabelle 1: Altersbedingte physiologische Veränderungen und deren Folgen (nach BFMSFJ 2001, 72)

Organ/System	Altersbedingte Veränderungen	Mögliche Folgen altersbedingter physiologischer Veränderungen
Allgemein	Zunahme des Körperfetts. Abnahme der Körperflüssigkeit. Abnahme der Muskelmasse. Abnahme des Grundstoffwechsels. Abnahme der Temperaturregulation.	Das Volumen zur Verteilung fettlöslicher Medikamente nimmt zu und das für wasserlösliche ab. Eine unbemerkte Unterkühlung wird möglich.

Sinnesorgane	Alterssichtigkeit der Augen, d. h. altersbedingte Weitsichtigkeit (Presbyotie). Linsentrübungen. Elastizitätsverlust der Linse (Skelerosierung), Nachlassen der Akkomodation. Hochtonverlust der Ohren (umweltabhängig)	Verminderte Akkomodation. Der Nahpunkt rückt immer mehr in die Ferne. Eingeschränkte Wortdiskrimination bei Hintergrundsgeräuschen
Respirationstrakt	Abnahme der Lungenelastizität. Zunehmende Steifheit des Brustkorbs (Altersthorax).	Missverhältnis zwischen Ventilation und Perfusion. Abnehmender Sauerstoffpartialdruck.
Herz-Kreislaufsystem	Abnehmende Anpassung der Arterien, zunehmender systolischer und diastolischer Blutdruck (abhängig von Umwelt und Lebensweise). Verzögerte Blutdruckregulation, Einschränkung des Herzschlagvolumens.	Orthostatische Probleme (Orthostase = aufrechte Körperhaltung) infolge von Regulationsstörungen des Blutkreislaufes. Belastung oft nur über Herzfrequenzsteigerung auffangbar.
Bewegungsapparat	Skelettmuskulatur nimmt ab. Bänder, Sehnen, Muskeln sind weniger dehnbar. Abnahme des Mineralstoffgehalts der Knochen. Gelenkbeweglichkeit nimmt ab.	Geringere Beweglichkeit und Kraft. Erhöhte Anfälligkeit für Knochenbrüche.

Fortsetzung Tabelle 1

Gastrointestinal-trakt	Veränderungen der Mundhöhle. Verlust von Zähnen und Gebiss-veränderungen. Reduktion der Anzahl der Geschmacks-knospen. Sekretions-leistung der Speichel-drüsen, des Magen-Darm-Traktes nimmt ab, verändert sich.	Kaufunktion wird eingeschränkt. Gefahr von Fehl- und Mangelernährung.
Urogenitaltrakt	Durstperzeption nimmt ab. Sättigungs-perzeption nimmt zu. Der Tonus der Harn-blase nimmt zu. Das Fassungsvermögen der Harnblase nimmt ab. Die glomuläre Filtra-tionsrate und der plasmatische Durch-lauf der Niere nehmen ab. Renaler Natrium-verlust (lat. ren = Niere). Prostatavergrösserung.	Erhöhte Exsikkations-gefährdung (lat. exsiccare = austrock-nen). Häufigeres Urinieren, Verkürzung der Drangzeit. Erhöhter Wasserverlust (Schwitzen, Diuretika). Mangelnde Ausschei-dung einzelner Drogen und Medikamente.
Haut	Atrophie (griech. trophe = Ernährung), Schwund des Fett-gewebes. Abnahme und veränderte Struktur des kollagenen Bindegewebes. Eine verminderte Durch-blutung der Lederhaut. Eine verminderte Talgdrüsenaktivität. Verringerte Haarstärke. Haarverlust.	Verlangsamte Wund-heilung. Faltenbildung. Verminderte Haut-fettung. Trockene Haut.

1.5 Therapeutische Angebote zur Förderung von Motorik und Sinneswahrnehmung

Basale Stimulation und Heilpädagogische Kunsttherapie

Aufgabe einer Therapie ist es, den beeinträchtigten, den gestörten, den kranken Ausdruck des Menschen mit spezifischen Mitteln zu behandeln. Immer ging es in der Geschichte der Therapie um den betroffenen Leib, der, anders als im heutigen individualistisch-eingrenzenden Verständnis, in seiner sozialen Bezogenheit wiederherzustellen war. Seit ihrem Beginn hatte Therapie dieses Ziel: den Gesamtkörper, ob Sippe, Stamm oder Gesellschaft, wiederherzustellen – über jenen Teil, der erkrankt, der beeinträchtigt war. Wenn der aus seinem sozialen Kontext herausgefallene Mensch jung war, schien in wirtschaftlicher Hinsicht die Umsetzung des therapeutischen Zieles kein Problem. Was aber war mit jenen alten, definitionsgemäß unproduktiven Menschen, deren Beeinträchtigungen nicht aufhebbar waren?

Die Begleiterscheinungen des Alterns konnten in der Regel selten rehabilitiert, wohl aber sozial integriert werden. Mitte des 19. Jahrhunderts nahm man den „kulturfördernden“ Aspekt heilpädagogischer Maßnahmen in den Blick. (Georgens/Deinhardt 1858, 6). Georgens und Deinhardt folgten hiermit der Philosophie Friedrich Nietzsches, der bei seinen Grundüberlegungen zu einer Therapeutik gefordert hatte, „dass man die Kultur an der rechten Stelle“ beginne (Nietzsche 1962, II.466). Nietzsche wollte den leibhaft verstörten Menschen „auf seine physiologische Grundlage zurückführen“ (Nietzsche 1962, III.725) – und wieder eingliedern in seinen kulturellen Zusammenhang. Das von Ihnen vorgeschlagene „notwendige Heilmittel“ war die Ästhetik – als das Spezifikum des kulturell Erscheinenden (Georgens/Deinhardt 1861/1979, 363). Eine „ästhetische Erziehung“ (Georgens/Deinhardt 1861/1979, 167) sollte das sog. „Leibgedächtnis“ (Petzold), wie es heute heißt, in seinen soziokulturellen Zusammenhängen wiederherstellen. Damit konzipierten Georgens und Deinhardt die Grundlage dessen, was wir heute tun: mit ästhetisch basalen Mitteln Menschen zu helfen, sich wieder in ihren soziokulturellen Kontext zu integrieren.

Eineinhalb Jahrhunderte nach diesen Grundüberlegungen ästhetisch-therapeutischen Tuns rücken dessen kulturtherapeutische Intentionen wieder in den Vordergrund: Kultur umfasst „vorrangig unsere eigenen Lebensäußerungen“ (Dux 2000, 73). Kulturell betätigen wir uns, wenn wir uns befassen „mit [...] den konstruktiven Praxisformen des Daseins des Menschen in der Welt auf einer Metaebene der Deutungen und Bedeutungen. [...] Zu ihnen rechnen wir auch die erst medial eröffneten Ausdrucksformen der Kunst." (Dux 2000, 74) Kultur kann demnach elementar, d.h. basal leibhaft mit ästhetischen Mitteln dazu anregen, dass die oft am Rand der Gesellschaft angesiedelten alten Menschen in die Lage versetzt werden, sich wieder sozial, auf den Gesamtkörper der Gesellschaft hin auszudrücken.

Das Konzept der Basalen Stimulation wurde zunächst für den sonder- und heilpädagogischen Bereich entwickelt (Fröhlich 1991), dann auf die allgemeine Krankenpflege übertragen (Bienstein/Fröhlich 1994) und erzielte bald überraschende Erfolge bei komatösen und apallischen Patienten (Bienstein 1997; Emmerich/Sauer 2003). Im Laufe der neunziger Jahre erfolgte eine Ausweitung der Basalen Stimulation auf praktisch alle wahrnehmungsgestörten Patienten, wobei auch schwerstgestörte ältere Menschen Beachtung fanden, vor allem desorientierte ältere Personen, Patienten mit Morbus Alzheimer und halbseitig gelähmten Patienten. Erst in den letzten Jahren wurde die ästhetisch ausgerichtete Basale Stimulation auch in gerontopsychiatrischen und neurologischen Einrichtungen eingesetzt – wie in unserem Beispiel.

Ziel der Basalen Stimulation ist es, mit Hilfe verschiedener somatischer, vestibulärer, vibratorischer, oraler, auditiver, visueller oder haptischer Stimulationen die Wahrnehmungsfähigkeit, die Gedächtnisleistung und das Körperbild der Patienten zu fördern. Anhand der unterschiedlichsten Stoffe und Techniken sollten junge wie alte beeinträchtigte Menschen Materialhaftigkeit erfahren (Farb-, Oberflächen-, Form-, Größen-, Gewicht-, Temperatur-, Konsistenzqualität), die schwindende oder gar schon zerstörte Sinnesmodalität erleben und eben dieses unterschiedlich dosiert (Intensität, Reizdauer, Tempo, Struktur, Zeitlichkeit) neu kennen lernen zum Zwecke der sensuellen und kognitiven Rehabilitation.

Im Lauf der Anwendungen wurde ersichtlich, dass die Basale Stimulation nicht als erlernbare Technik missverstanden werden durfte, sondern vielmehr als ein Angebot von individuellen Wahrnehmungserfahrungen zu sehen sei (Nydahl/Bartoszek 1997). In diesem Sinne wurde das Konzept der Basalen Stimulation zunehmend auf die Individualität des betroffenen Menschen, auf seine spezifisch beeinträchtigten individuellen Rezeptions- und Ausdrucksweisen abgestimmt.

Dadurch erhielt der bildnerische Ausdruck eine Chance im Gesundheitswesen, therapeutisch eingesetzt zu werden. Das Stichwort lautete „Heilpädagogische Kunsttherapie" (Menzen 1994, Marr 1995). Damit versuchte man, im ambulanten und stationären Zusammenhang mit Hilfe ästhetisch-bildnerischer Materialien und zum Zweck einer störungsaufhebenden Entwicklungsanbahnung Sensationen zu stimulieren.

Entsprechend der neuen Einsichten hat das Gesundheitswesen der Bundesrepublik Deutschland in seinen neuesten DRG-Fallpauschalen-Regelungen die künstlerischen Verfahrensweisen einbezogen. In psychosomatischen und in neurologischen Belangen hat die Kunsttherapie seit dem 1. Juli 2003 ihren Platz in den 2400 Akutkliniken der BRD.

Und die Praxis wies den Wert des Faches aus: Sie vermochte mit Hilfe der bildnerischen Therapien vorzüglich die einfachsten Ausfälle neurophysiologischer Art zu spiegeln – um sie anschließend lustvoll zu trainieren. Wir wollen dies an einem ganz einfachen Beispiel demonstrieren: an einer Gruppe von Menschen, die infolge einer Erkrankung ihres Geruchs- und Geschmacksvermögens verlustig geworden ist.

Praxisbeispiel „Riechen und Schmecken"

Das Angebot wurde mit Demenzpatienten der ROT-Abteilung einer neurologischen Klinik durchgeführt. ROT bezeichnet das sog. Realitäts-Orientierungs-Training, das es sich zur Aufgabe gesetzt hat, Menschen wieder an ihre alltäglichen Leistungen heranzuführen (vgl. Kapitel 3).

Zum Beispiel versucht man mit Hilfe von Hinweisschildern, einer großen Uhr, der Markierung von Kalendertagen, die Patienten wieder räumlich und zeitlich zu orientieren.

Bei Demenzpatienten bietet es sich an, mit Geruchs- und Geschmacksproben zu arbeiten, da diese Vermögensleistungen als erste betroffen sind. Im weiteren Verlauf werden einfache Handlungsabläufe einbezogen, um an die alten, vertrauten Bewegungsmuster anzuknüpfen und sie zu festigen. Gefördert werden dadurch die prozeduralen Gedächtnisleistungen, die von klein auf die alltäglichen, zum Leben notwendigen Bewegungsabläufe speichern, besonders im präfrontalen Hirn und im Kleinhirn. Auch das sog. Priming, also der Gedächtnisprozess, der bei Abruf mit einem Griff in seine „Gedächtniskartei" z. B. alle möglichen Assoziationen hervorholt, die mit einem Wort, einem Geruch, einem Werkzeug verknüpft sind, wird hierbei trainiert, wenn z. B. gewohnte Gegenstände des alltäglichen Lebens, Schere oder Hammer im Projektverlauf benutzt werden.

Das Angebot, das den betroffenen Menschen gemacht wird, ist einfach: Sie sollen einen spezifischen Geruch einordnen. Sie sollen raten, an was sie dieser Geruch erinnert. Dabei können sie sich vielleicht auch an den Umstand, an die Episode erinnern, in der sie das Angebotene schon einmal gerochen haben. Vielleicht erzählen sie uns dann ihre kleine Geschichte, eine Episode, die sie mit Hilfe des Geruchs wieder aus dem Gedächtnis hervorholen.

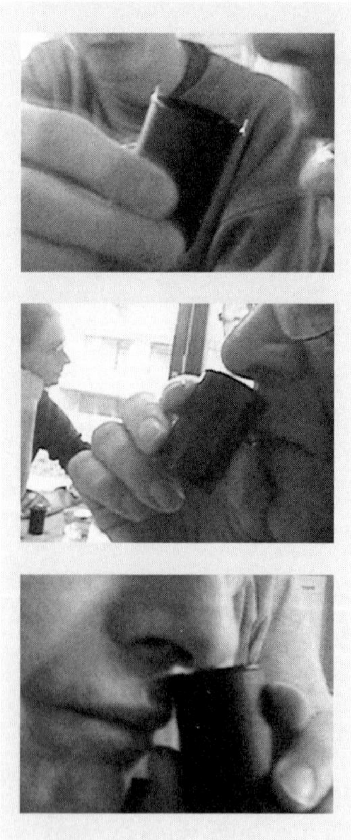

Abbildungen 1–3: Riechen kann Erinnerungen abrufen.

Wie lässt sich dieser Zusammenhang erklären? Wir wissen aus der Neurophysiologie, dass der Geruch, eines der ältesten Vermögen, das wir besitzen, immer einer (emotionalen) Bewertung unterliegt. Und wir wissen, dass der sog. Mandelkern, die Amygdala, – übrigens nicht weit entfernt vom Riechorgan lokalisiert – diese Bewertung vornimmt. Ist die Amygdala zu dieser Bewertung nicht im Stande, lässt sich das möglicherweise so erklären: Die Amygdala verfügt nicht über genügend Neurotransmitter, die sie braucht, um ihre Bewertung vorzunehmen. Dieser Umstand ist vornehmlich bei all jenen dementiellen Erkrankungen der Fall, die von einem Rückgang der Neurotransmitter Acetylcholin und Dopamin betroffen sind (vgl. Kapitel 2). Wir versuchen also mit unserem kleinen Angebot, den Funktionsverlust der Gedächtnisleistungen zu kompensieren, indem wir über den Geruchssinn Emotionen und Erinnerungen wecken. Mit einer einfachen Methode, bei der alle Beteiligten viel Freude haben.

Ähnliches gilt auch für den Geschmack. Denn Geruch und Geschmack hängen als Vermögensleistungen des Menschen eng zusammen. Beim alternden und gerade beim verwirrten Menschen sind bekanntlich Geruchs- und Geschmackswahrnehmung beeinträchtigt. Mehr als die Hälfte der über 60-jährigen Menschen ist von einer Riechstörung betroffen, über die die Wissenschaft der Neurophysiologie noch nichts Genaues aussagen kann.

Ob die Beeinträchtigungen eher auf der Ebene der Sinnesrezeptoren anzusiedeln sind oder ob die Störung eine der neuronalen Weiterleitung oder der neuronalen Verarbeitung ist, kann nicht mit Gewissheit gesagt werden. Eines aber ist sicher: Älter werdende Menschen sind nicht selten von einer Störung des Geruchs- und Geschmacksvermögens betroffen. Ob das liebgewordene Parfum oder das angebrannte Schnitzel – weder wohlige noch widrige Gerüchte können ausgemacht werden. Angesichts des Umstandes, dass das Gehirn auf charakteristische Gerüche oder Geschmacksstoffe kaum reagiert, können wir helfen, die minimal verbleibenden Reste lustvoll zu trainieren. Dass dies lustvoll geschieht, ist wichtig, da die emotionalen Bewertungsinstanzen ausgefallen zu sein scheinen.

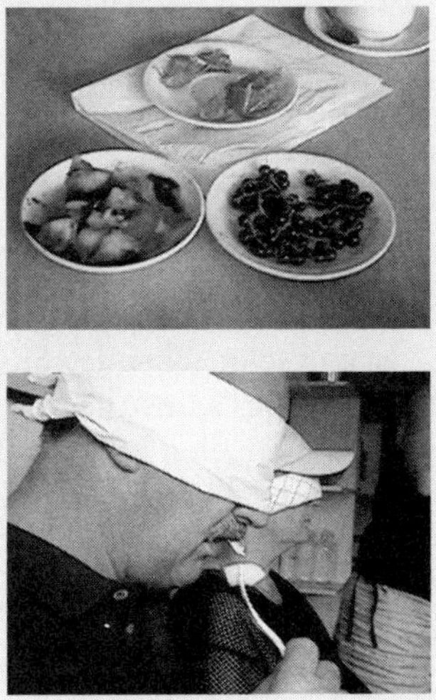

Abbildungen 4–5: Schmecken: Mit verbundenen Augen Speisen anhand des Geschmacks zu erraten, kann die Wahrnehmung trainieren.

Wie wichtig das Riechen ist, können wir daraus ermessen, dass wir das Sprichwort geprägt haben „ich kann dich nicht riechen". Wir wissen, dass unser sozialer Kontakt zunächst über das Riechen erfolgt. In diesem Prozess spielt die Bewertungsinstanz der Amygdala eine wichtige Rolle. Wir wissen auch, dass unsere Essens-Aufnahme nicht nur über unser Sehvermögen, sondern eben auch über das Riechen erfolgt. Also werden wir angesichts eines verunsicherten erwachsenen und alt werdenden Menschen versuchen, einzelne Gerichte spezifischen Gerüchen zuzuordnen. Wie wichtig unser Training ist, zeigt schon der Umstand, dass alte Menschen sich oft völlig falsch ernähren, was auch auf das verringerte Geruchsvermögen zurückzuführen ist.

Man hat festgestellt, dass alte Menschen süße Speisen eher wahrnehmen als saure oder salzige. Deshalb werden alte Menschen eher dazu tendieren, süße Speisen zu sich zu nehmen, was zu Blutfettstörungen führen kann. Wir können aber auch den angenehmen Geschmack der süßen Speisen und damit die Lust am Essen nutzen, um Appetitlosigkeit und Mangelernährung vorzubeugen, die oft Folge einer schlechten Geruchs- und Geschmacksorganisation sind.

Für Patienten einer neurologischen Klinik haben wir auf verschiedenen Tellern süße, saure und salzige Speisen angerichtet. Wir laden die Gruppenmitglieder nunmehr ein, mit verbundenen Augen zu kosten und zu sagen, erstens ob sie Süßes oder Saures essen, zweitens was sie gerade genießen. Wir machen die Erfahrung, dass in manchen Fällen weder das eine noch das andere gelingt.

Einige von ihnen fangen in solchen Fällen an zu raten, sind verwirrt, ja überrascht ob des falsch Geratenen. Wir wiederum zögern mit weiteren Fragen, als wir dieses feststellen. Wir wollen ja nicht verunsichern, sondern das Selbstwertgefühl stärken. Also ist die folgende Situation von unserem Zögern bestimmt, die Kommunikation verunsichert. Und in diesen Situationen heißt es, die Schwierigkeit des zu Erratenden herauszustreichen. Selbst die eigene Unsicherheit zuzugeben, die Schwierigkeit der Aufgabe.

Nachdem die Augenbinden abgenommen sind, reden wir deshalb über unsere Erfahrungen mit den süßen oder sauren Früchten und den salzig schmeckenden Speisen. Solche einfachen Maßnahmen brauchen nicht von Kunsttherapeuten durchgeführt zu werden. Sie können oft auch von allen Pflegekräften in den Heim- oder Klinikalltag integriert werden. Aber gerade Kunsttherapeuten sind geschult, (ästhetische) Empfindungen zu differenzieren und zu trainieren, wo diese wie in unserem Fall undifferenziert zu somatischen Erkrankungen und Desorientierungen führen können.

Praxisbeispiel zur Förderung der Hand- und Körpermotorik

Wie bereits berichtet (Emmerich/Sauer 2003), können schon im Vorfeld einer Rehabilitationsmaßnahme, Überlegungen angestellt werden, die das Atmen, Schwitzen, den Erregungszustand, die Stresssymptome des alternden Menschen deuten, der nach einem Sturz oder Unfall im Koma oder auf andere Weise vollständig von seiner Umwelt abhängig ist.

Das Freiburger Forschungsteam fragt immer zunächst nach der Beziehungsqualität, die sich im Kontakt mit dem hilflosen, völlig ausgelieferten und in jeder Weise von seiner Umwelt abhängigen Menschen ergibt. Diese Vorgehensweise könnte Vorbild sein, auch im Prozess der mit der nachkomatösen Phase einsetzenden Rehabilitation auf die Beziehungsaspekte zu achten, die sich im Kontakt, z. B. in Berührungen beim gemeinsamen Werken ergeben. Mit der kunsttherapeutischen Maßnahme, nach einer Bildvorlage kleine Holzobjekte, Gestalten aus Holz zu erarbeiten, möchten wir das Handling, den angemessenen Gebrauch der Hände verbessern, eine adäquate Körpervorstellung mit Hilfe der kleinen zusammenzuklebenden Holzkörper, einen zielgerichteten Umgang mit Holzstückchen, Klebepistole, Unterlage etc. erreichen. Im Hintergrund steht die Einsicht der Freiburger Klinikgruppe, dass das Trauma des Unfalls, des Sturzes „eingebettet in regressive Prozesse" (Emmerich/Sauer 2003, 619) ist, d.h. in die bisherigen Lebenserfahrungen der Klienten. Die Verunsicherung, die Fahrigkeit, die Berührungsangst beim Umfassen der Klebepistole, des Holzstückes, hat möglicherweise andere als vordergründig unfallsbedingte Gründe – es kann durchaus aus der Berührungsangst, aus einer früheren traumatischen Körpererfahrung her stammen und reaktualisiert sein. (Emmerich/Sauer 2003, 624). Entsprechend behutsam und mit Worten begleitend sollte die Person sein, die nunmehr neben dem Patienten sitzt und ihn anleitet. Wir sollten uns von dem Gedanken verabschieden, dass das handwerkliche Arbeiten mit unseren Klienten bewusstseinsferner sei als das Arbeiten auf einer symbolischen, beispielsweise malerischen, zeichnerischen Ebene, auch wenn es weniger inhaltlich orientiert ist. Die kindlichen Traumata, beispielsweise verursacht durch Erfahrungen des Unbehaust-, Ungeborgen-, Ungehaltenseins, können im pflegerischen, auch therapeutischen Umgang der nachkomatösen Phase durch unbedachte Übergriffe wieder aufbrechen.

Ein Beispiel: „Frau N.", sagt die Pflegerin, „wir müssen jetzt zur Kunsttherapie", – und um Frau N. behilflich zu sein, zieht sie ihr langsam den Sessel in eine solche Richtung, dass jene besser aufstehen kann. Frau N. erfährt dieses unbedachte Bewegtwerden als Übergriff und wehrt sich schlagend mit ihrem Gehstock. Was als Hilfestellung gemeint war, kann zu scheinbarer Aggression führen und so wurde auch Frau N. in der Folge irrtümlicherweise als aggressiv bezeichnet.

Mit älteren Männern, die an einem Schädel-Hirn-Trauma leiden, haben wir ein Projekt durchgeführt, das gewohnte Utensilien, Handwerkszeug und Materialien berücksichtigt. Dabei sollen Handlungen, die die Männer vielleicht auch in ihrem Werkraum zuhause praktizierten, wieder erinnert werden. Bei Menschen, die sich krankheitsbedingt in schweren regressiven Bewusstseinsprozessen befinden, deren Zeiterleben gestört ist, sollte man immer auf ein geschlechtsspezifisch geeignetes Angebot achten. Patienten mit Schädel-Hirn-Trauma haben unfallbedingt und durch einen teilweisen Gedächtnisverlust verursacht die Zeit nach ihrem Unfall noch nicht in ihr Leben integriert.

Die Aufgabenstellung heißt, nach einer Vorlage Figuren aus Holzstücken zusammenzukleben. Sowohl die manuellen Abläufe wie die Form- und Gestaltwahrnehmung sollen gefördert werden – und ganz nebenbei das Selbstbewusstsein von den eigenen auch nach dem Unfall verbliebenen motorischen Fähigkeiten.

> „Dementierende Männer sind, ebenso wie dementierende Frauen, im ‚Hier und Jetzt' auf der gerontopsychiatrischen Pflegeabteilung mit den Dingen beschäftigt, die früher für sie wichtig waren." (Bosch 1998,81)

Vor allem ist es ihre ehemalige Arbeit, die sie innerlich beschäftigt – und dazu bringt, diese in ihrer neuen Umgebung fortzuführen. Auch Handwerkliches, das ihnen abverlangt wird, gehört dazu. Wenn wir also handlungspraktische Förderung betreiben wollen, die die nach Stürzen oder Unfällen gestörte Körpermotorik betrifft, sind solche Aufgabenstellungen wie die eben beschriebene angesagt.

Malen ist mit so gestörten Demenzkranken weniger geeignet. Denn Malen ist inhaltsnäher als Werken, welches die manuelle Handhabung und Ausführung stärker berücksichtigt. Das Malen hat natürlich da seinen Platz, wo wir auf die Inhalte der psychischen Verletzung eingehen möchten. Bei schwer traumatisierten Patienten ist aber Zurückhaltung an-

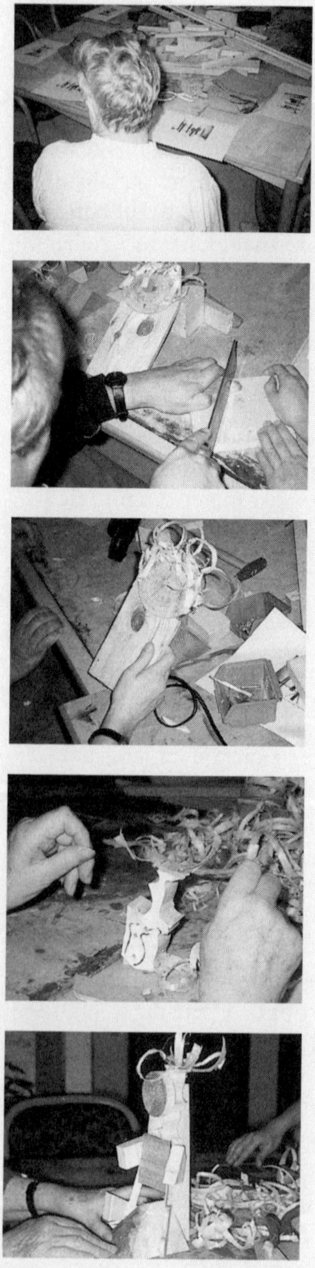

Abbildungen 6–10:
Förderung der Handmotorik, der Form- und Gestaltwahrnehmung: Nach einer Vorlage werden Figuren aus Holzstücken geklebt.

gesagt. Der Therapeut muss geschult und fähig sein, den Vorgang der sog. Traumaexposition, ein Ausdrucks- und Gestaltungsverfahren, das das traumatische Erleben ins Bild zu setzen sucht, auch zu beherrschen. Bei allen kunsttherapeutischen Angeboten sollte Vorsicht gelten (Emmerich/Sauer 2003): Es kann nicht schaden, sich vor jedem Projekt genauer zu erkundigen, wie der Unfall, wie der Sturz zustande kamen – und wichtiger: wie familial und sozial eingebettet, wie geborgen, „gehalten" der Betroffene ist. Die Begleitumstände des Unfalls, Sturzes müssen mitbedacht werden: beispielsweise mangelnder Halt, Geborgenheit, Geliebtsein in der Familie, die auch zu der Absenz, zu dem mentalen Abschalten, zu dem akuten Trauma führen können. Wenn ein solcher Kontext nicht bedacht wird, kann er in der Situation des Projekts wieder Erinnerungen wecken („triggern"), die zu neuen Absenzen, zu neuerlichen Dissoziationen führen: Der Patient „schaltet ab".

Kehren wir zu unserem Projekt zurück: Am Ende der Projekteinheit, die immer ca. eineinhalb Stunden beträgt, hat die Gruppe eine wichtige Erfahrung gemacht: Wir können die betroffenen Patienten ermutigen, die gewohnten Tätigkeiten, das gewohnte Handling wieder aufzunehmen, wie in unserer Projektstunde den Gebrauch der Werkzeuge, so beispielsweise den alltäglichen Griff zur Zahnbürste, zum Rasierapparat, das An- und Entkleiden selber „in die Hand zu nehmen", eben all das, was wir im prozeduralen Gedächtnis (vgl. Kap. 2) als alltägliche Bewegungs- und Handlungsmuster gespeichert haben – soweit die verbleibenden feinmotorischen Fähigkeiten dies zulassen.

2 Gedächtnisverlust im Alter

2.1 Von der Informationsverarbeitung bei älteren Menschen

Die kognitive Ausstattung des Menschen erlaubt ihm so genannte Intelligenz- und Lernleistungen, die ihn befähigen, elementare Gegebenheiten des Wahrnehmens und Erkennens in eine für ihn sinnvolle, d. h. individuums- und umwelt-angepasste Ordnung, in sog. Gestalt-Zusammenhänge zu bringen. Zu dieser kognitiven Ausstattung gehören besonders seine Gedächtnisleistungen, die nicht unwesentlich gefühlshaft angelegt sind. Die kognitive Ausstattung des Menschen, so die allgemeine Einsicht, verändert sich notwendigerweise im Laufe des Lebens, in dem Maße, wie sie beansprucht wird. Die Lern- und Intelligenzleistungen älterer Menschen unterscheiden sich dabei immer mehr von denjenigen jüngerer Menschen:

1. Ältere Menschen arbeiten wesentlich schlechter unter Zeitdruck;
2. ältere Menschen sind bemüht, ihre Übersicht hoch und ihre Fehlerquote niedrig zu halten;
3. ältere Menschen können weniger gut Informationen gleichzeitig bearbeiten;
4. ältere Menschen haben Schwierigkeiten, kognitive Inhalte in ihrem Langzeitgedächtnis zu speichern;
5. ältere Menschen tun sich schwer mit der Abruf- und Verarbeitungsgeschwindigkeit von Informationen;
6. ältere Menschen gehen anders als jüngere mit dem Verschlüsseln, Übertragen und Abrufen von Informationen um (nach Mietzel 1992).

Es ergeben sich Fragestellungen aus dem Gesagten, die wir folgendermaßen bündeln können: Wie sind Informationsverarbeitung, Abgleichung und Behaltensprozesse bei älteren Menschen organisiert?

2.2 Vom Zusammenhang der Gedächtnis- und Gefühlsorganisation

Wir wollen uns die Aufnahme-, Verarbeitungs- und Speicherfunktionen des Gehirns genauer ansehen, bevor wir auf die eventuellen Gegebenheiten des alternden Gehirns eingehen. An den Funktionsleistungen des Gehirns sind viele Faktoren beteiligt: Lebensalter, Überzeugungen, Genetik, Kapazität, Strategien, Lebensumstände, Wissensbestände, Anforderungen der Lebenswelt usw. (Knopf, in Kruse 1998, 132). Markowitsch (1997; 2000) hat die Spezifität und das Zusammenspiel der Anteile des Gehirns im Vorgang der Informationsaufnahme deutlich gemacht (Tab. 2).

Tab. 2: Tätigkeitsformen verschiedener Gedächtnisareale, in denen Inhalte gespeichert, konsolidiert und abgerufen werden (Markowitsch 1997, 27)

	Episodisches Gedächtnis *(z.B. bildhaft erinnerte Ereignisse)*	**Wissens-System** *(z.B. All-tags- oder semantisches Wissen)*	**Prozedurales Gedächtnis** *(z.B. automatische motorische Fertigkeiten und Handlungsabläufe)*	**Priming/ Prägung** *(z.B. eine Musik hören und dabei den Text assoziieren)*
Einspeicherung Konsolidierung	Limbisches System	Limbisches System/ Cerebraler Cortex	Basalganglien/ Kleinhirn	Cerebraler Cortex
Abspeicherung	Cerebraler Cortex/ Assoziationsgebiete	Cerebraler Cortex/ Assoziationsgebiete	Basalganglien/ Kleinhirn	Cerebraler Cortex/ Primäre sensorische Felder
Abruf	Temporofrontaler Cortex (rechts)	Temporofrontaler Cortex (links)	Basalganglien/ Kleinhirn	Cerebraler Cortex

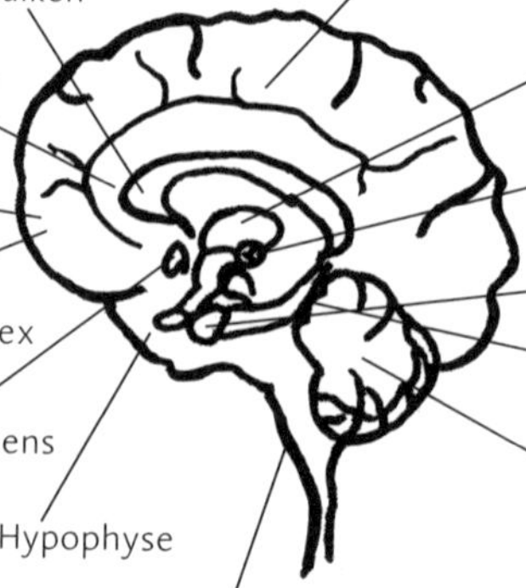

Abb. 11: Seitenansicht des Gehirns

Die Abbildungen 11 und 12 sollen uns bei der Erläuterung dieses Schemas helfen.

Wir unterscheiden ein episodisches, ein semantisches, ein prozedurales und ein einprägsam die Zusammenhänge bestimmendes Gedächtnis, das Priming (Markowitsch 1997).

Wie aus Tab. 2 zu ersehen ist, speichert das episodische Gedächtnis die Erlebnisse und Gefühle, die wir mit einem bestimmten Ereignis verbinden. Die gefühlsmäßige Tönung, die ihm anhaftet, wird wesentlich verantwortet von der Amygdala. Sie wird vorübergehend im so genannten Hippocampus gespeichert. Amygdala und Hippocampus gelten als die wesentlichen Bauteile unseres Arbeitsspeichers, den wir – nicht sehr präzise – Kurzzeitspeichergedächtnis nennen.

Das semantische Gedächtnis speichert alle Wissenstatbestände und Fakten, die wir im Leben gelernt haben. Das semantische Gedächtnis verteilt sich über weite Regionen des Gehirns, es lagert an den entsprechenden Funktionsstellen (wie denen des Sehens, Hörens, Sprechens, Bewegens) über längere Zeit diese Wissenstatbestände, die mit entsprechenden Gefühlen konnotiert sind und, falls angefordert, jeweils neu aufgerufen und bewertet werden müssen (Langzeitspeicher).

Das prozedurale Gedächtnis bewahrt alle Bewegungsabläufe, die wir gelernt haben. Dieser Teil des Gedächtniskomplexes ist derjenige, der am wenigsten durch die dementiellen Veränderungen gefährdet ist und uns am längsten zur Verfügung steht. Wir werden in der Arbeit mit alten Menschen zeigen, dass alltägliche erlernte Prozeduren am

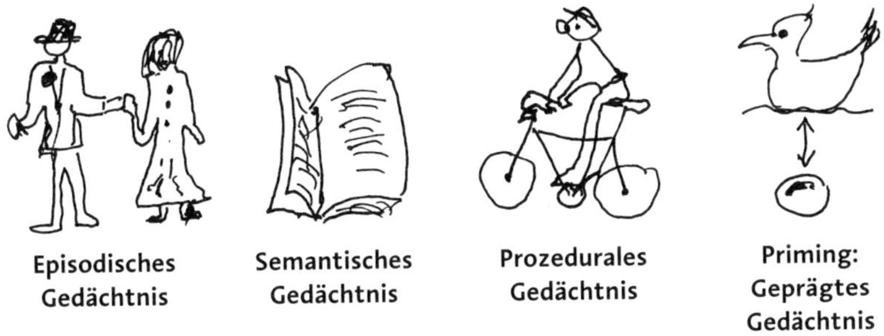

Abb. 12: Gedächtnissysteme

ehesten zur Verfügung stehen und in unseren therapeutischen Angeboten dazu geeignet sind, den zu schwinden drohenden Selbstwert des alten Menschen wieder aufzubauen.

Das oben genannte Priming bezeichnet Gestaltelemente, die unbewusst gelernt und zu einem Muster unserer Wahrnehmung zusammengefasst worden sind (in unserem Beispiel gehören Möwe und Ei zusammen). Zuweilen muss ein Wiedererkennungsvorgang schnell verlaufen, wir müssen schnell reagieren, und deshalb verfügt das Gehirn über solche schnell angebahnten Gestaltmuster, die natürlich in der Arbeit mit den alten Menschen sehr dienlich sein können: Angesichts seiner vielfältigen Verunsicherungen, den Ausfällen seiner Kurz- und zunehmend auch der Langzeitgedächtnisleistungen ist der altersverwirrte Mensch besonders auf die Dinge angewiesen, die sich ihm im Laufe des Lebens eingeprägt haben, deren Zusammenhang er sofort erkennt – und die er weniger schnell vergisst: Die Dienlichkeit eines solchen eingeprägten Zusammenhangs beispielsweise von „Zähneputzen und Zahnbürste“ kann jeder Pflegende bestätigen.

In allen genannten komplexen Gedächtnisarealen haben Botenstoffe, sog. Neurotransmitter, eine erregende oder hemmende Funktion. Sie werden immer dann ausgeschüttet, wenn eine Funktion abgerufen wird. Beispielsweise bei Trennungserlebnissen, die alte Menschen gehäuft mit sich herumtragen, oder angesichts des Todes von Freunden und Angehörigen, die sie zunehmend zu verkraften haben – die Neurotransmitter versorgen jene Hirnregionen, die jeweils benötigt werden, mit den Proteinen, die zur Hemmung oder zur Erregung von Funktionskreisen notwendig sind.

Wir fragen den Gedächtnisleistungen des alternden Menschen nach. Und unsere erste Antwort teilt die Gedächtnisleistungen in kurze und langanhaltende auf. Wie verändern sich nun die Gedächtnisleistungen im Alter? Jeder weiß, dass an erster Stelle Beeinträchtigungen des Kurzzeitgedächtnisses stehen. Bekannt ist ebenfalls, dass sich der alternde Mensch eher seiner Langzeitspeicherfunktion sicher sein kann. In den empirischen Untersuchungen von Salthouse (1992) und Knopf (1998) wurde deutlich, dass das Kurzzeitgedächtnis des Menschen mit steigendem Alter über geringere Kapazität und eine weniger schnelle Informationsverarbeitungsleistung verfügt. In Problemlösungssituationen orientierten sich ältere Menschen, obwohl ihnen mehrere Strategien zur Verfügung gestellt worden waren, eher an ihren bislang gewonnenen Einstellungen, weniger an der Analyse und der Bewältigung der Problemstellung selbst. Es fiel ihnen schwer, angesichts der in ihrem Leben gemachten Erfahrungen und Einstellungen alternativ angebotene Informationen für die anstehende Problemlösung auszuwählen. Sie zeigten ein zielloses Suchverhalten (Birren 1974, 209). Der Grund: Einige Forscher fanden heraus, dass wir die Strukturen heuristischer Steuerung, die wir in der Jugend gelernt haben, durch Nichtbenutzung im Alter verlieren (Knopf 1998).

Die Lern-, Speicher- und Abrufkompetenz älterer Menschen ist jedoch durch Training verbesserbar – wenn ihre Motivation hierbei garantiert ist. Wie unser folgendes Beispiel zeigt, leisten kunsttherapeutisch angeleitete Projekte genau dies: Weil sie Spaß machen, erhöhen sie, so können wir vermuten, die Neuroplastizität des Hippocampus (Spitzer 2001). Fassen wir also zusammen:

1. Im Alter nimmt die Verfügbarkeit von Lern- und Erinnerungsstrategien gemeinhin ab.
2. Es kommt zu Gedächtniseinbußen aufgrund des beeinträchtigten Kurzzeitspeichers.
3. Durch eine lustvoll stimulierende Umgebung können diese Einbußen aber kompensiert, aufgehalten werden.
4. Eine deprivierende Umgebung fördert im Umkehrschluss Abbauprozesse.
5. Anzahl und Intensität intellektueller Anregungen insgesamt sind ausschlaggebend.
6. Schließlich können hoch motivationale Lern- und Erinnerungsstrategien, wie wir sie aus dem Zusammenhang kultureller Betätigungen kennen, das Defizit alternder Menschen ausgleichen.

Wir haben in diesem Abschnitt zu zeigen versucht, dass der alternde Mensch einen Leistungsabbau bei den Gehirnfunktionen hinnehmen muss, der besonders jene Gedächtnisleistungen betrifft, die episodisch abgespeichert sind und besonders emotional ausfielen (im Unterschied zu Gedächtnisleistungen, die sich an Wissensfakten orientieren, siehe Tab. 2). Das Schema des Neurologen Markowitsch (2000) zeigt, dass der Komplex des so genannten limbischen Systems (u. a. Hippocampus und Amygdala) mit Regionen des Stirnhirns, des temporo-frontalen Cortex, der für viele strategische Fertigkeiten verantwortlich ist, verschaltet ist. Was dieses Schema nicht zeigen kann, ist der Umstand, dass ältere Menschen auf Grund nachlassender oder fehlender Neurotransmitter (Dopamin und Acetylcholin) eben diese stirnhirn-regionalen und limbischen Prozesse oft nur schlecht miteinander verschalten und Schwierigkeiten haben, Abrufprozesse für die Wiedererkennung von Formen, Farben und anderen Merkmalen angebotener Wahrnehmungskomplexe, aber auch für die strategische Nutzung des Erkannten zu aktivieren. Das ist der Grund dafür, dass strategische oder zielgerichtete Abrufprozesse zuweilen nur schlecht verfügbar sind – aber wieder trainiert werden können in ihrem kognitiv-emotiven Zusammenhang.

2.3 Therapeutische Angebote zur Förderung von Gedächtnisleistung und Gefühlsorganisation

Die Gruppe der kunsttherapeutisch Anleitenden entwirft mit der Gruppe von vier an Demenz erkrankten Männern ein Haus. Die Idee entsteht anlässlich der Diskussion darüber, ob wir mit diesen älteren Männern das tun können, was Kunsttherapeuten oft tun, nämlich malen. Die Antwort ist eindeutig: Dem Vorwurf der Infantilisierung können wir nur dadurch entgehen, dass wir etwas tun, was diese Männer zeit ihres Lebens getan haben: sich handwerklich betätigen. Wir beantworten damit eine Frage, die oft im Raum der gestalterischen Praxis in der neurologischen Klinik entsteht.

Im Hinblick auf die neurologischen Erkrankungen der Betroffenen müssen wir dafür sorgen, dass altbekannte Handlungsvollzüge emotional neu unterlegt, wieder erinnert werden. Unsere Patienten sind erwachsene Männer, die im Leben tagaus tagein etwas getan hatten, was sie im Laufe ihrer Erkrankung vergessen haben. Der eine Mann hat angestrichen, als Malermeister sich sein Leben lang bewährt; der andere, Installateur von Beruf, hat sein Leben lang Dachrinnen gebaut; der dritte Mann hat Fernsehantennen auf die Dächer gesetzt, und der vierte hat als Landschaftsplaner Flächen begrünt. Wir möchten die Fähigkeiten dieser Menschen nutzen. Wir möchten ihnen helfen, sich an ihre Tätigkeiten zu erinnern und daran Freude zu haben. Alte Erinnerungen sollen am Modell strategisch eingesetzt werden, hier auf dem Küchentisch der kleinen Station. Wir konstruieren und bauen ein Modellhaus. Und jeder der anwesenden Handwerker wird das tun, was er kann und woran er sich erinnert.

Wir haben eine Kiste mitgebracht. Wir haben den oberen Teil der Kiste schon so geschnitten, dass wir daraus ein Dach konstruieren können. Auf dem Tisch liegen die Klebepistole – ein Instrument, das für solche Unternehmungen sehr brauchbar ist, bei dem man aber angesichts des heißen Klebstoffs von 140 Grad Celsius aufpassen muss, dass sich niemand verletzt (den warnenden Hinweis vergessen Demenzkranke mit ihrer Beeinträchtigung des Kurzzeitgedächtnisses schnell). Auf dem Tisch liegen auch Pinsel, stehen Tuben einfacher Acrylfarben, und als Grundlage dient uns ein großes Stück Pappe. Ein solches Projekt sollte nicht mehr als anderthalb Stunden brauchen, um fertig zu werden. Die Arbeit mit neurologisch erkrankten Menschen macht eine genaue Zeitstruktur erforderlich. Im Falle vieler neuronaler Erkrankungen ist das Zeit- und Raumvermögen geschädigt, und wir müssen nicht nur darauf Rücksicht nehmen, sondern den Betroffenen wieder dieses Zeit- und Raumvermögen vermitteln.

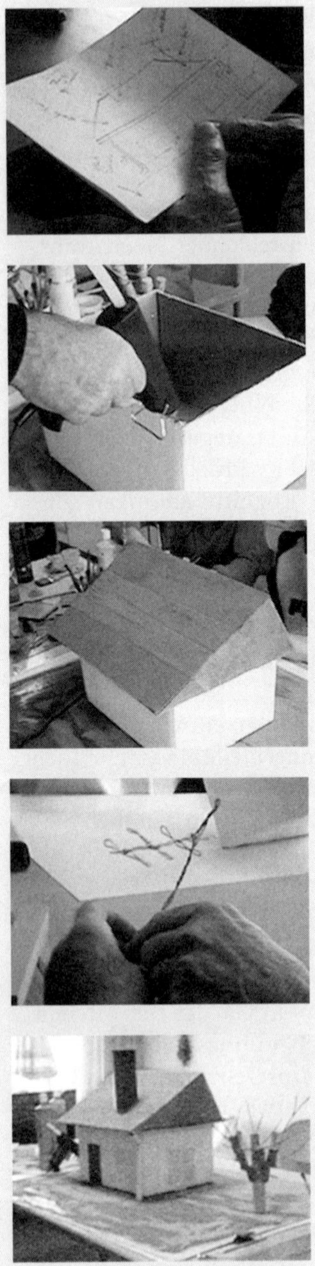

Abbildungen 13–17:
Ein Modellhaus wird gebaut.

Wichtig ist außerdem, dass die Anweisungen zu Beginn einer Projektarbeit so einfach strukturiert und klar wie möglich sind, damit die Betroffenen ihre verbliebenen Fähigkeiten sinnvoll einsetzen können.

Zum Schluss unserer Projekteinheit sind wir zufrieden. Die Arbeit an den Merkmalen, den Formen, den Farben, den Konstruktionsgegebenheiten des Modellhauses genügt vollauf unseren Ansprüchen. Selbst die Konstruktion der Fernsehantenne ist gelungen. Nach einer kurzen Diskussion – wir hatten sie mitten aufs Dach platziert – werden wir von dem Fachmann aufgeklärt, dass sie an der seitlichen Hauswand stabiler montiert werden könne. So kommen wach werdendes Fachinteresse und das Interesse an der richtigen Form und Handhabung überein. Und die älteren Männer haben nicht das Gefühl, „einer Kindergarten-Tätigkeit“ nachgegangen zu sein. Sie sind stolz auf ihr Modellhaus, das im Gang der ROT-Station ausgestellt wird. Sie stehen vor ihrem Haus und ihre Gesichter strahlen. Sie haben sich bestätigt, dass sie mit dem Maßband, die Regenrinne vermessend, noch umgehen können; dass sie den Winkel des Kamins noch berechnen können; dass sie uns darin korrigieren können, wo die Fernsehantenne zu platzieren ist. Auch wenn sie nicht alle der Sprache mächtig sind, diese vorübergehend verloren haben, werden wir die fachmännischen Blicke auf das kleine Werk am Schluss nicht vergessen.

Die Erfahrungen, die wir in der Gruppe von Männern gemacht haben, sind nur unter dem Aspekt auf eine Frauengruppe übertragbar, dass wir – wie die Patienten sagen – „keinen Kinderkram“ machen dürfen. Viele der Leser werden jetzt sagen: „Aber meine Malgruppe funktioniert gut, alle freuen sich auf die Stunde.“ Das mag im Einzelfall zutreffen und unser Einwand soll die guten Erfahrungen derjenigen, die mit ihren Betreuten zeichnen und malen nicht in Abrede stellen. Aber angesichts des Bindungsverlustes, den alle unsere zu Betreuenden bei der Heimeinweisung oder bei der längerfristigen Einweisung in die Neurologie hinnehmen müssen, sollte generell solchen Maßnahmen der Vorzug gegeben werden, die wieder eine Art „Vertrautheit“ (so der Buchtitel von Corry Bosch, 1998) herstellen. Angesichts des Herausgerissenseins aus biographischen Zeitläufen und Heimatorten ist es unsere erste Pflicht, wieder Vertrautheit herzustellen. Wohl keine der Frauen, die wir in den letzten Jahren betreut haben, wollte nicht nach Hause oder reagierte angesichts der Erkenntnis, nicht zu Hause zu sein, nicht desorientiert, panisch geängstigt oder depressiv. Dieses Dauerthema bezeichnet die Not der Betroffenen, für die es kein Zurück gibt. Die in der Regel fixiert sind (auch der Einschluss ist eine richterlich angeordnete Fixierungsmaßnahme). Das Leiden der Frauen, die ich über Jahre sporadisch begleiten durfte, war ersichtlich bis zur völligen Aufgabe des „Nach-Haus-Geh-Wunsches“, bis zur völligen Apathie und den einzigen Wunsch, zu sterben.

In dieser Situation ist das validierende (Feil), d. h. gefühlsaufgreifende und -bestärkende Verhalten, wie es besonders durch die so genannte „Mäeutik“ intuitiv-didaktisch und pflegerisch umgesetzt worden ist (Mäeutik = ein niederld. Konzept der Pflegepraxis; Kooij 1997) wichtig, bevor wir uns an die kunsttherapeutische Arbeit machen:

> „Ulrike wird mich gleich besuchen“, sagt eine Patientin. „Ich kann heute nicht mitmachen.“ Und unsere einfache Antwort: „Sie haben ihre Tochter sehr gern. Wir werden den Tisch so hinstellen, dass Sie den Eingang beobachten können.“

Das mäeutische (griech., geburtshelfend) Konzept des Umgangs mit dementiell Erkrankten, von der holländischen Krankenschwester Cora van der Kooij entwickelt, seit 1996 am „Institut für mäeutische Entwicklung in der Pflegepraxis“ (IMOZ) in Apeldoorn (in den Niederlanden) fortgeschrieben, ist hierzulande wenig bekannt. Als „türöffnende“ Zugänge zum Betroffenen, die dem Validierungskonzept sehr ähnlich sind, nennt van der Kooij (2002): eine von Gleichwertigkeit des Fühlens geprägte Beziehung, eine Achtung vor der Verschiedenheit der jeweiligen Situation von Betreuerin und Bewohnerin und eine gefühlsmäßige, intuitive Pflegehandlung.

Wie lässt sich Vertrautheit der Umgebung oder der Tätigkeit herstellen? Vertraut sind uns die alltäglichen Tätigkeiten, worüber wir uns definieren. Und worüber haben sich Generationen von Frauen, jetzt alt werdend, definiert? Meist über die hausfraulichen Tätigkeiten, über das Kochen, Backen, hierbei Lieder-Singen etc. Wie wir im nächsten Kapitel sehen können, sind diese drei Tätigkeiten die bevorzugten bei unseren Betreuungsangeboten für Frauen. Vielleicht kommt jetzt der Einwand: „Aber das ist doch nicht Kunsttherapie!“ Aber Kochen, Backen – das will gekonnt sein. Es gehört zu den grundlegendsten Tätigkeiten unserer Kultur. Und die künstlerischen Therapien haben sich immer darin verstanden, Menschen davor zu bewahren, ihren kulturellen Gestus, ihre kulturellen Verhaltensweisen zu verlieren. Im Gegenteil: Kunsttherapie will vor allem Kulturtherapie sein, eine Hilfestellung, aus den Weisen des Umgangs mit und der Aneignung der Welt nicht herauszufallen.

3 Verlorene Zeit, verlorener Raum

3.1 Vom Verlust der Zeit- und Raumvorstellung

Menschliche Zeit wird erfahren als gleichzeitig, ungleichzeitig, aufeinanderfolgend, gegenwärtig oder dauerhaft. Um so unterschiedlich die Zeit erfahren zu können, benötigen wir verschiedene Areale des Gehirns. Deren Funktionen sind an eine innere Uhr gekoppelt. Diese innere Uhr existiert tatsächlich: Die Wahrnehmungsreize, die das Hirn zu verarbeiten hat, werden in Form elektrischer Schwingungspotentiale übermittelt. Diese elektrischen Schwingungspotentiale führen eine Art Takt mit sich, können über die Takte, quasi über den Auftakt wie über den Schlusstakt identifiziert werden.

Der Taktmechanismus des Gehirns ist dafür verantwortlich, dass wir gleichmäßig sprechen, gehen, musizieren, dass wir die jeweiligen Empfindungen oder Tätigkeiten gestaltlich als zusammengehörig erleben. Sobald sich eine neue Wahrnehmungsform in anderer Taktmodalität anbietet, beziehen wir die unterschiedlichen Wahrnehmungskomplexe aufeinander. Während wir also, um das bisher Gesagte zu illustrieren, durch eine Landschaft spazieren, hierbei gehen und denken, zuweilen vor uns hin pfeifen, eben diese Wahrnehmungsmodalitäten als gleichzeitig erleben, – kann sich plötzlich ein Ereignis einstellen, das sozusagen mit einem gewaltigen Auftakt einen anderen Takt vorgibt. Auf die eine Periode folgt eine andere, die eine bisher erlebte Gestalt wird von einer anderen abgelöst.

Gleichzeitige Erfahrungsgegebenheiten können also von anderen gefolgt sein. In diese Gedankengänge führt ein Aufsatz des Neurologen Ernst Pöppel ein, der überschrieben ist mit der Frage „Wo bin ich? Orientierung in Zeit und Raum“ (1993).

Auch die Orientierung im Raum wird mittels des Gehirns organisiert. Die Prozesse der Netzhaut (Bedingungen des Seh-Raums), des Mittelhirns (Platzierung der Gegenstände) wie des Großhirns (Qualität der Gegenstände) sind objektorientiert. Um Gegenstände wahrzunehmen, müssen wir die neuronalen Prozesse verstehen, die für deren Rezeption, Weiterleitung und Verarbeitung zuständig sind. Um die Störung der Gegenstandswahrnehmung zu lokalisieren, beispielsweise bei einem Schlaganfall oder einer Alzheimer-Erkrankung, benötigen wir ein Mindestmaß an neurologischen Erkenntnissen. Um diese

Störungen richtig zu verstehen, müssen wir auch berücksichtigen, dass die Raumwahrnehmung geschlechts- oder -kulturspezifisch angelegt ist. Männer und Frauen unterscheiden sich in ihren räumlichen Orientierungsleistungen. Menschen verschiedener Kulturen finden sich auf die unterschiedlichsten Weisen in der Welt zurecht. Die Orte, in denen ein Mensch aufwächst, das kann die Wüste, der Urwald, die Großstadt, das Dorf sein, vermitteln unterschiedliche Raumkonzepte. Gleichermaßen sind seit altersher die Rollen unterschiedlich, besonders die geschlechtsspezifischen, die wir an diesen Orten einnehmen. Sie verändern sich nur langsam in ihren neurophysiologischen Korrelaten.

Aus dem bisher Gesagten können wir folgende Frage entnehmen: Wie stellt sich der Verlust der Zeit- und Raumvorstellung im Falle neurologischer Erkrankungen dar? Und wie können wir diese Verlusterfahrungen mittels ästhetisch-bildhafter Rekonstruktionen kompensieren?

Für unsere zeitliche Taktgebung ist ein Kerngebiet des Hypothalamus verantwortlich (vgl. Abb. 11), das, mit einem anderen Kerngebiet des präfrontalen Cortex verbunden, für die zeitlich-periodischen Regulationen zuständig ist. Ernst Pöppel (1993, 18) weist auf die Bedeutung dieses Zellkomplexes als Teil des limbischen Systems hin. Er macht deutlich, dass im Falle schwerer Depressionen – und in den meisten Fällen dementieller Erkrankungen können wir schwere depressive Zustände beobachten – der Zeittakt, die zeitliche Orientierung außer Kraft gesetzt wird. Wir müssen diese Erkenntnis bei der Organisation unserer Therapieangebote insofern berücksichtigen, als wir unseren Projekten eine sehr präzise Zeitstruktur geben und diese den Klienten bzw. Patienten auch vermitteln. Deshalb sollte kein Projekt über mehrere Sitzungen verfolgt werden. Jede Projekteinheit soll an einem Tag stattfinden und in ihrem Anfang und Ende deutlich gekennzeichnet werden. Das kann durchaus rituell geschehen, beispielsweise durch ein Lied, das wir gemeinsam singen.

Andrea Madjar (2003) hat dem Rhythmus als Therapieelement in der Altenarbeit die Merkmale Struktur, Gleichmäßigkeit, Wiederholung, Gefüge, Akzent, Regelmäßigkeit, Gesetzmäßigkeit, Organisation zugeordnet. Rhythmen werden „als objektive, körpereigene innere Verläufe dargestellt, wie der Biorhythmus oder Herzschlag, Puls und Atemrhythmus, die den menschlichen Organismus steuern" (2003, 25). Biologisch-jahreszeitliche und zivilisatorisch eingeführte Rhythmen begleiten uns alltäglich und unbewusst. Madjar weist darauf hin, dass wir den gewohnten Lebensrhythmus eines Menschen zunächst zu erkunden und folglich zu respektieren haben, was in der Regel in den Einrichtungen unserer Gesundheitsfürsorge selten geschieht.

Wir haben bei den Symptomen der Demenz besonders die Störungen des rhythmischen Verhaltens hervorgehoben. Wir haben zu zeigen versucht, dass die zeitliche Rhythmik unseres Lebens unseren Tag strukturiert – und in der so genannten Tagesstruktur einer Pflegeeinrichtung zu beachten ist. Die sinnes- und bewegungshaften Muster unseres alltäglichen Verhaltens sind unter visumotorischen, akustischen, audio-motorischen, haptischen, sozio- und motorischen Aspekten neu zu begreifen. In Bezug auf das Verhalten altersverwirrter Menschen sollten wir sie in ihrer neurophysiologisch-biologischen Rückbindung wie in ihrer sozialen Strukturierung verstehen lernen.

Der Begriffs- und Leidensumfang des Wortes Demenz erhält darüber eine neue Färbung. Das gesamte zeitlich mir Entschwindende, sich Verflüchtigende, macht erforderlich, dass mir, dem Betroffenen, Menschen begegnen, die mir wieder zu meiner zeitlich-rhythmischen Struktur des Wahrnehmens und Erlebens verhelfen.

Auch die räumlichen Strukturen unseres Lebens sind rhythmisch gegliedert und so erfahrbar. Anders als bei der Erfahrung der Zeit, in der das „Wann" den Augenblick lenkt, ist es in der Raumerfahrung das „Wo", das unmittelbar, anschaulich und nicht bewusst neuronal abgebildet wird, zu dem ich wie von einem Punkt zum anderen hin gehe. Ernst Pöppel demonstriert aus seiner klinischen Praxis, wie Patienten, ohne sich auf einen tatsächlich gesehenen visuellen Reiz hin zu orientieren, diesen Reiz visuell-räumlich einzuordnen in der Lage sind (Pöppel 1993, 20).

Visuelle, motorische, kinästhetische, taktile und gleichgewichtsorientierte Vermögen arbeiten zusammen, wenn wir uns im Raum orientieren, wenn wir den Gegenstand im Raum orientieren, ihn in Hinsicht seiner visuellen, formhaften, farbigen, hellen oder dunklen, bewegten, nähe-distanz-anzeigenden Eigenschaften lokalisieren. Viele dieser Eigenschaften korrespondieren gestalt-komplexartig miteinander, um solchermaßen Raumwahrnehmung möglich zu machen (Schapp 1976.). Schapp machte deutlich, dass „der Raum [...] sich immer nur in einer Umkleidung" zeigt, in einem Gewand: Wir sehen, dass „sein gegenständlich werden [...] abhängig [ist] von dem gegenständlich sein des Kleides, der sinnlichen Data" (Schapp 1976, 42f).

Das was hier philosophisch-erkenntnistheoretisch ausgedrückt ist, erfahren wir an dem Tag, als wir in einer Projekteinheit über die letzte Woche reden, in der wir Pflaumenkuchen gebacken haben. Während wir würfeln und die alte Frau den Würfel ergreift, um das Erinnerungsspiel, das wir in der Art eines Mensch-ärgere-dich-nicht-

Spiels mit Püppchen und Würfeln auf einem Spielfeld betreiben, fortzusetzen (jeder erwürfelten Zahl ist auf dem Spielfeld eine Karte mit einem Symbol zugeordnet, beispielsweise ein Teller, der über das Essen zu reden animieren soll) – während sie also den Würfel ergreift, geschieht etwas Merkwürdiges: Sie steckt den großen, rotblauen Würfel blitzschnell in den Mund. Als ich sie bitte, mir den Würfel auszuspucken, weicht sie zurück und greift zum Trinkglas, um ihn hinunterzuspülen. Der Würfel ist so groß, dass sie daran ersticken könnte. Erst nachdem die Studierende, die neben ihr sitzt, sich ihr zuwendet und sagt: „Frau M., die Kerne der Pflaumen waren doch so hart“, spuckt diese den Würfel alias Pflaumenkern aus. Eine große Angst weicht von uns. Wir begreifen, dass hier eine dementiell bedingte ganz alltägliche Gegenstandsverwechslung gegriffen hat. Die Bezüglichkeit dieses Gegenstands zu seinem Kontext (Plaumenkuchen-Backen) ist verloren gegangen, wurde jetzt wieder erinnert und in neuem Kontext platziert. Der Verlust der Raum-Gegenstands-Bezogenheit, die falsche Platzierung und damit Nominierung eines Gegenstandes kann lebensbedrohlich sein.

Offenbar kann Demenz zu einem Verlust von Orientierungsmerkmalen führen, die den Erfordernissen einer Gestalterkennung nicht mehr genügen. Raum- und Zeitstruktur unserer Wahrnehmung sind auf das komplexe Zueinander, auf die Konnotation der Ding-Merkmale angewiesen. Schapp macht das an den räumlichen Gegenstandswahrnehmungen klar: „Dies ist [...] wie eben Dinge im Raum sind. Das Rauschen, Wehen, Rasseln, Klirren, Poltern, Dröhnen und alle Worte, die in dieser Weise eine von Geräusch begleitete Veränderung [...] ausdrücken, bezeichnen, wie im Ton hier mehr liegt, als bloß Ton [...] Diese Außenwelt nun gliedert sich von selbst im Raum, der den Ton darstellt“ (1976, 44).

Abb. 18 zeigt eine bildliche Darstellung dieser philosophischen Erkenntnis aus Sicht der Neurowissenschaft.

Der Neurologe Wolf Singer (1990, 62f) hat dies so ausgedrückt: „Immer kommt es darauf an, die Welt der sichtbaren Dinge auf Merkmale hin abzutasten (er sagt später: zu „detektieren“ – Anmerkung des Verfassers), die innerhalb der jeweiligen Merkmalsräume bestimmte Bezüge zueinander aufweisen und sich dadurch zum Abgrenzen eignen. Aufgrund der Struktur unserer sichtbaren Welt werden bestimmte Kombinationen von Merkmalsdetektoren häufiger zusammen erregt als andere [...] So werden sich also unter dem Ein-

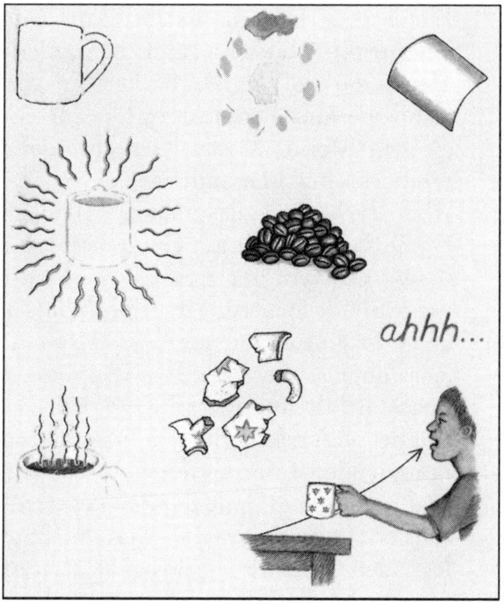

Abbildung 18: Repräsentationen von Empfindungen und Handlungen, die durch das Objekt „Kaffeetasse" abgerufen werden können (Geruch, Geschmack, Farbe, Form, Wärme, Hand- und Armbewegung etc.; Damasio/Damasio o.J., 53).

fluss visueller Erfahrung vorzugsweise erregende Verbindungen zwischen Merkmalsdetektoren konsolidieren, die ähnliche Richtungspräferenzen aufweisen [...] Neuronennetze, die über solche selektiven Koppelungen verfügen, [sind] in der Lage, das Figur-Grund-Problem [...] zu lösen."

Wolf Singer beschreibt den Augenblick, in dem wir eine sog. Gestalt (Form-, Farb-, Geruchs-, Riech-, Tastgestalt usw.) wahrnehmen. Die vielen Schwingungen in ihrem taktmäßig erfolgenden Höhenausschlag und in ihrer Aufeinanderfolge müssen miteinander verrechnet werden (die Seh-, Hör-, Tastschwingungen beispielsweise, wenn wir unsere Katze streicheln), damit sie als ein Eindruck wahrnehmbar werden. Diese rhythmisch erfolgenden Sinnessignale werden synchronisiert.

Singer meint, besonders ausgeprägt sei „diese Synchronisation zwischen Neuronengruppen, wenn sie von zusammenhängenden Konturen erregt werden. Dies bedeutet, dass sich Neuronengruppen, die sich an der Codierung einer durch die Kohärenz bestimmter Merkmale definierten Figur beteiligen, durch die Phasenkohärenz ihrer oszillatorischen Antworten auszeichnen" (Singer 1990, 63).

Gestaltwahrnehmung kommt also nur zustande, wenn die Sinnessignale in ihrer Struktur miteinander vergleichbar werden – auf der

Ebene ihrer rhythmischen Struktur. Und das heißt: Wenn diese Signale eine Struktur, Gleichmäßigkeit, Wiederholung, Regelmäßigkeit an sich haben, die die Vergleichbarkeit der ansonsten verschiedenen Gegenstandsmerkmale erleichtert. Die augenscheinlichen und die physiologischen Merkmale des Geruchs, der Farbe, der Wärme, des Geschmacks der Pfannkuchen, die wir backen, sind sehr verschieden. Aber alle hängen zusammen – in dem einen Pfannkuchen, den die alte Dame da neben mir mit Genuss verspeist.

Wir erinnern uns: Ernst Pöppel hatte von einem neuronalen Taktgeber für die Steuerung der Funktionen unserer Wahrnehmung gesprochen. Er ging davon aus, dass es zu einem oszillatorisch gestalthaften Zusammenschluss der Wahrnehmungsmerkmale komme, wenn sie quasi im Takt uns übermittelt würden (1993, 20). Und wir können mit Pöppel schlussfolgern, dass Informationen, falls sie nicht mit den „ankommenden Informationen aus den [...] Kanälen der sensorischen Wahrnehmung (Sinne der Schwerkraft, Wärme, des Tastens, des Hörens etc.) neu eingestellt“ werden (Pöppel 1993, 31), zu einer grundlegenden Orientierungslosigkeit führen. Der Takt, die Rhythmik der Signale, die die Pflegepädagogin in ihrem Tun beschwört (Gehen, Singen, Vorlesen etc.), hat eine neuronale Korrespondenz in der Aufeinanderbezogenheit der neurophysiologisch rhythmisierten Signale im Gehirn. Für die kunsttherapeutische Arbeit lassen sich daraus folgende Merkmale ableiten:

- Eine immer wiederkehrende Gleichmäßigkeit dessen, was wir tun.
- Eine sich wiederholende Struktur, wenn wir die alten Menschen in ihren Abteilungen abholen, wenn wir sie in den Beschäftigungstherapie-Raum begleiten, wenn wir uns um den Tisch in gleicher Platzverteilung gruppieren.
- Rituale, die die Therapiestunden eröffnen und abschließen. Wenn wir mit einem bekannten Lied beginnen, am Ende uns wieder mit einem Lied verabschieden.

Das Projekt sollte immer vergleichbare Abläufe, Spannungsbögen, Elemente an sich haben. Diese sich wiederholende Struktur geschieht „wie im Takt“, hat Rhythmus. Sie entspricht der Neurologie unseres Wahrnehmens und ist dem dementiell Erkrankten hilfreich, wo er auf bekannte und erwartete Strukturen innerlich zurückgreifen kann.

Wahrnehmungsstabilisierende Angebote können in der musisch-künstlerischen Therapie der schweren Orientierungslosigkeit altersverwirrter Menschen ein wenig entgegenwirken. Ein solches musischrhythmisches Tun vermag die neuronale Aktivität zu fokussieren und einen Gleichklang der verschiedenen Tätigkeiten zu erzeugen. In den Worten des Neurologen Wolf Singer ist dies so ausgedrückt: „Schließlich lässt sich voraussagen, dass es [...] ganz besonders günstig ist, wenn größere Zellensembles synchron aktiv sind" (1990, 63). Den Praktikern sei empfohlen, sich nicht zu scheuen, das was den alten Menschen gefällt, was bei ihnen ankam, beim nächsten Treffen zu wiederholen. Wir kennen den Druck, in jeder Stunde gestalterisch-methodisch etwas Neues zu erfinden – um den Preis, den altersverwirrten Menschen mit nicht verarbeitbaren Informationen zu überfordern.

3.2 Das Realitätsorientierungstraining (ROT)

Angesichts des Gegenstandsverlustes, den dementiell Erkrankte durchlaufen, ist in den sechziger Jahren von den Psychiatern Folstein und Taulbee ein Verfahren entwickelt worden, das man Realitätsorientierungstraining (ROT) nannte (Folstein 1985). Man ging davon aus, dass man hierbei eine Möglichkeit der Beeinflussung des Demenz-Syndroms gefunden hatte, indem man einen Rahmen setzte, der dazu verhalf, sich besser im Alltag zu orientieren. Entsprechend versucht das Orientierungsprogramm, den Tagesablauf zu regeln, die Wohn-Umwelt zu gestalten, das Pflege- und Hygieneverhalten zu standardisieren, insgesamt die Selbstständigkeit und Selbsttätigkeit den Betroffenen in die eigene Verantwortung zu delegieren.

ROT basiert auf Lernvorstellungen, die davon ausgehen, dass ein ständiges Wiederholen und Üben besonders in den praktischen Dingen des Lebens einen Lernzuwachs erbringe. Diese Erkenntnis orientiert sich besonders an verhaltensmodifikatorischen Prinzipien. ROT verstärkt erwünschte Verhaltensweisen. Es versteht die dementielle Erkrankung als eine Verschlechterung der intellektuellen Funktionen und versucht, diese durch gezielte Interventionen zu verstärken. Es geht davon aus, dass die Verwirrtheit des Alters durch fehlende oder mangelhafte Information, Weiterleitung oder Verarbeitung bedingt sei. Aber gerade in der Definition dessen, was verwirrt bedeute, wer als verwirrt zu bezeichnen sei und auch in der Intervention bei Verwirrtheit bestanden bei denen, die das ROT-Angebot bundesweit vertraten, große Unterschiede (vgl. Müller 1994, die eine Mängelliste zusammenstellte).

Es ließen sich durchaus positive Effekte bei dem Verfahren ROT nachweisen. Aber immer mehr Praktiker distanzierten sich, kritisierten seine unsensible Handhabe, betrachteten es als eine „Zumutung“ für die betroffenen älteren Menschen (Rasehorn/Rasehorn 1991). Dabei hätte man das Programm durchaus wohlwollend modifizieren können. Unter den Aspekten neuerer neurophysiologischer Resultate, die beispielsweise unser neuronal verantwortetes Nachahmens- bzw. Spiegelungssystem beim Lernen von Verhaltensprogrammen betonen (vgl. die Forschung zu den Spiegelneuronen, z. B. Leyh 1999), war der Abbruch der meisten ROT-Programme ein Fehler. Wie die Übungen im folgenden therapeutischen Angebot zeigen, hätten die praktische orientierten ROT-Programme durchaus sinnvoll weiterbestehen können.

3.3 Therapeutische Angebote zur Förderung der Raum- und Zeitvorstellung

Der Volksmund sagt, guter Rat sei teuer. Vielleicht ist das Gegenteil der Fall: Es lohnt sich darüber nachzudenken, wie wir die vielen Wahrnehmungsvermögen dementer Menschen im Alltag miteinander verschalten können. Wie können wir die vielen Dinge, die wir mit alten Menschen tun, auf ihre rhythmischen, d. h. in sich gegliederten und zu synchronisierenden Strukturen hin befragen, um sie dann ganz bewusst auch so komplexhaft-strukturiert zu praktizieren (Madjar 2003)?

Gemeinsam Singen

Beispielsweise fällt es doch nicht schwer, zu singen, – und das tun alte Leute sehr gern. Sie spüren, wie der Zusammenhang der Melodie (es ist ein raumstruktureller Zusammenhang von Tönen) und wie die Aufeinanderfolge des Taktes (es ist ein zeitstruktureller Zusammenhang von Sequenzen) ihnen geradezu wohl tut und alte schöne Erfahrungen wach werden lässt – quasi die Zeitfolge und den Raumzusammenhang unter die Maßgabe eines Bildes stellt. Jedes Mal, wenn wir in der Gruppe zusammensitzen und singen, leuchten ihre Augen. Ob wir lustige Lieder singen (z. B. „Heißa Kathreinerle …“) oder ob wir wehmütige Lieder singen (z. B. „Ade zur guten Nacht …“) – Melodie-Zusammenhänge und Takt-Folgen, vielleicht begleitet von leichten Körperbewegungen (und wenn es nicht als kitschig oder als peinlich empfunden wird: von spontanen Dirigierbewegungen), schaffen räumliche und zeitliche Zusammenhänge, die alte Menschen in ihrer Verwirrtheit und in der Isolation einer gerontopsychiatrischen Einrichtung ansonsten selten erfahren. Hier werden, um es mit Singer (1990) neurologisch auszudrücken Zellensembles synchron aktiviert. Was hier heißt: Melodie und Takt, Anfang und Ende, Spannung und Entspannung – all diese rhythmischen Merkmale kommen in einem Lied zusammen, das wir gemeinsam singen.

Wir sollten in unseren Planungen der Hilfestellungen für ältere Menschen nicht mehr vergessen „dass es für die Induktion erfahrungsabhängiger Modifikationen von synaptischen Rückkoppelungen ganz besonders günstig ist, wenn größere Zellensembles synchron aktiv sind" (Singer). Die – in der Regel wissenschaftlich nicht sehr präzise – Aufforderung zum ganzheitlichen Tun hat hier durchaus ihren Platz. Beim Singen zu sehen, zu hören, sich zu bewegen, hierbei Vorstellungen zuzulassen, über die wir auch sprechen können, Bilder, an die wir erinnern – das kann prototypisch für eine richtige Hilfestellung stehen. Ob wir kurze Geschichten vorlesen (der altersverwirrte Mensch wird die langen Geschichten mit ihren weit zu überbrückenden Zeitspannen kaum mehr verfolgen können), ob wir einfach strukturierte Bilder betrachten oder ob wir gar in der Gruppe Sprichwörter ergänzen – immer sollte unser Tun von dem Gedanken begleitet sein, viele Wahrnehmungsaspekte zu synchronisieren, sie buchstäblich takt- und erlebnismäßig zu fokussieren.

Gemeinsam Backen

Altbekannte Rituale eignen sich besonders, um vertraute Rhythmen zu aktivieren. Im Rhythmus der Jahreszeiten hat das Weihnachtsfest und haben die vorweihnachtlichen Tätigkeiten besonders im Leben der von uns betreuten älteren Frauen einen besonderen Platz.

Als wir mit den dementiell erkrankten Frauen backen, richtet sich ihre Neugier auf das Mehl, die Eier, die Butter, das Salz, den Zucker in der Mitte des Tisches – wir zeigen alles, lassen es im Kreis herumgehen, jedes einzelne der Utensilien. Beim Erkennen fühlen, riechen, nicken sie, zeigen aber auch immer wieder ein Stück kaum merklicher, ja sogar kaum verdeckter und peinlicher Verunsicherung. Dann ist eine Erklärung vonnöten, leichthin eingestreut, um die Peinlichkeit nicht zu vergrößern. Nach und nach werden die ehemals automatisch ablaufenden Handlungsmuster wieder aktiviert: Frau Z. nimmt ein Ei, schlägt es an einer Kante des Kunststoffbechers auf, um es in den Mehlhaufen zu

Förderung alter und behinderter Menschen

Projekteinheit „Alltagsgegenstände wiedererkennen – Realitätsbezüge erhalten – Erfolgserlebnisse vermitteln“

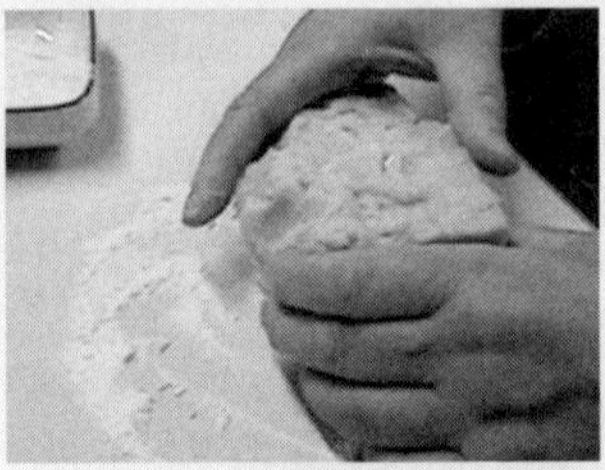

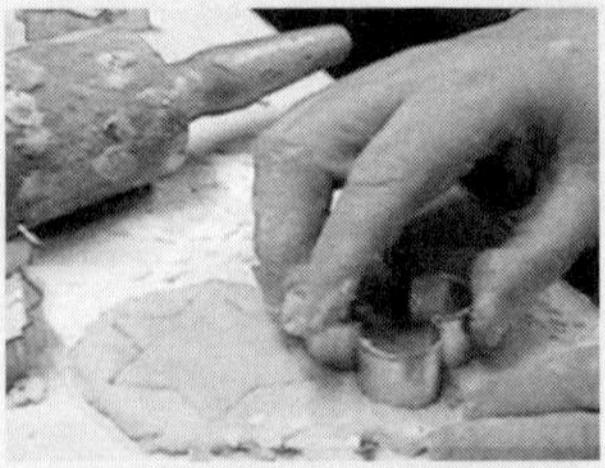

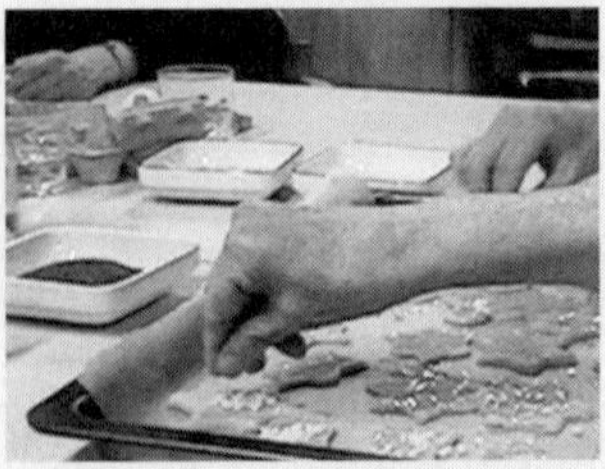

Abbildungen 19–21: Plätzchen Backen hilft dabei, Alltagsgegenstände wiederzuerkennen, Realitätsbezüge zu erhalten und Erfolgserlebnisse zu vermitteln.

platzieren. Frau W. will es nachmachen („die Macht der Spiegelneuronen“ – denke ich), es gelingt ihr nicht mehr, die Hand gekonnt um dieses Ei zu legen, wir helfen nach. Offensichtlich ist das prozedurale Gedächtnis, das die Abfolge der Handgriffe aus der Erinnerung steuert, nicht mehr intakt. Offenbar ist das Handling gestört: Wir sprechen von „Ataxie“, wenn die Koordination, das Zusammenwirken der Muskeln gestört ist, von „Apraxie“, wenn diese Bewegungsausführungen nicht mehr sinngerichtet möglich sind. Wir machen eine faszinierende Erfahrung: Wie die Gerüche, wenig später in Schwaden vom Backofen herziehend, die Sinne wach machen, geradezu aufschließen. Auf einmal wird mehr erzählt: aus der Kindheit, dem Familienkreis. Mit Begeisterung stimmt Frau Z. in die Melodie ein, die ich bewusst und leise vor mich hinsumme, singen daraufhin alle das bekannte Weihnachtslied mit. Das Kneten, Ausstechen, Arrangieren auf dem Backblech brauchen anscheinend den vormals eingespielten, melodiösen Background.

Ich denke dabei an meine eigenen Vorweihnachtserlebnisse zurück: Das Backen von Plätzchen war in meiner Kindheit immer ein Ritual, das von vielen Tätigkeiten begleitet war. Alle Tätigkeiten waren gebündelt in dem einen Vorgang, der sich ständig fortentwickelte bis hin zu den fertigen Plätzchen, an denen wir schließlich schon einmal knabbern durften. Der jährliche Rhythmus, die Orte des Geschehens, das fast meditativ begleitende Singen der Lieder, die mal schwächer mal kräftiger werdenden Gerüche, das anschließende Warten auf die ersten fertigen Backwaren – dieses Ereignis weckt eine Fülle von Erinnerungen, die in der Projekteinheit wiederbelebt werden können.

Wir haben in diesem Beispiel zu zeigen versucht, dass wir die Tätigkeiten der Betroffenen intentional wieder richtig verankern können, d. h. die Absicht des Tuns noch im Vorgang seiner Ausführung rückkoppeln können, sodass immer gewusst wird, was und wozu etwas getan wird. Alle Schritte können wir erzählen und kommentierend begleiten. Wir versuchen, den zeitlich-räumlichen Zusammenhang, quasi den Rhythmus mehrerer Tätigkeiten in ihrem Kontext erinnern und wiederaufleben zu lassen.

Bildnerisches Gestalten – räumliche Rekonstruktion: „Unser Heimatort"

Menschen mit Demenz fallen aus den Zeit- und Raumbezügen. Die Sinnesmerkmale wollen aber zeit- und raumhaft gestaltlich und dinghaft aufeinander bezogen und neuronal-gestalthaft synthetisiert sein. Mit dem folgenden kunsttherapeutischen Angebot wollen wir demonstrieren, wie wir dies mit bildnerischem Gestalten erreichen können. Wir haben als Thema gewählt: „Unser Heimatort". Wir setzen dieses Thema um, indem wir auf einer Styropor-Platte, die wir mitbringen, den entsprechenden farblichen und formhaften Untergrund gemeinsam in der Gruppe anlegen und

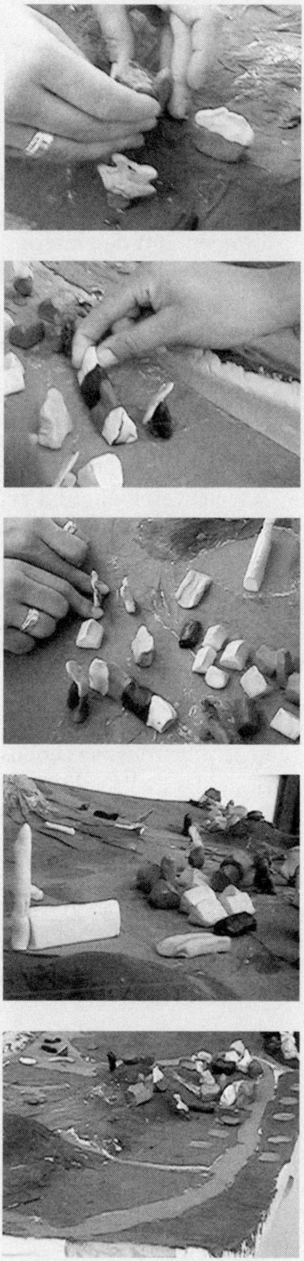

Abbildungen 22–26: Leben wieder „verorten" – den Heimatort gestalten

mit farbiger Knete die jeweilige Dorfstruktur um das eigene Heimathaus inmitten des Dorfes platzieren.

Das Projekt versucht, den zentralen Ort der frühen Kindheit aufzusuchen, den Ort, an dem wir aufgewachsen sind, dessen Eingebundenheit in Häuserblocks, Straßen und Plätze wir kennen, den wir wieder räumlich zu rekonstruieren versuchen.

Mit diesem Thema lässt sich das vormalige Leben der von uns begleiteten älteren Frauen und Männer wieder „verorten". Wir möchten anregen, mit den älteren Männern und älteren Frauen vor allem das zu tun, was sie oft taten und was ihnen lieb geworden ist. Auch wenn uns manches als allzu klischeehaft erscheint (Backen, Bauen), unter geschlechtsspezifischer Hinsicht als allzu konservativ, – alles was wir tun, dient dazu, den altersverwirrten Menschen in die Prozesse des Lebens wieder einzubinden, ihn aus seiner biographiegeschichtlichen und sozialen Isolation zu befreien.

Deshalb sollten wir uns nicht scheuen, in unserer therapeutischen Arbeit weibliche und typisch männliche Klischees zuweilen zu bedienen. Um Angehörige einer anderen Generation sinnvoll zu begleiten, müssen wir darüber nachdenken, was typischerweise Männer und was typischerweise Frauen dieser Generation getan haben. Lehr (1987, 2000) hat wichtige Anmerkungen zur geschlechtsspezifischen Kompetenzeinschätzung bei älter werdenden Frauen gemacht. Die Funktions- und Reaktionsfähigkeit von Frauen, die außerhalb ihrer Familie berufstätig waren, ist im Alter (untersucht wurden 74- bis 82-Jährige; Lehr 2000) gegenüber den zeitlebens in ihren Familien arbeitenden Frauen noch erhöht. Deshalb sollten wir die verbleibenden Fertigkeiten der von uns Betreuten nicht alle gleich einschätzen, sondern die individuelle Biographie mit einbeziehen. Das kann hinsichtlich der Erfassung von Informationen auf männliche wie weibliche Kompetenzen im Alter übertragen werden (Lehr 2000, 108f). Wir wollen dies an an einem Projektbeispiel illustrieren, wohl eingedenk des Umstandes, dass die „Gender-mental-map"-Forschung noch in den Kinderschuhen steckt.

Doreen Kimura (o. J., 66f) begründet und beweist die sich lebenslang ausprägenden Unterschiede zwischen Männern und Frauen mit dem Einfluss der Hormone auf das sich entwickelnde Gehirn. Unterschiede, wie sie im Orientierungs- und Wegefindungsverhalten (Frauen merken sich mehr Einzelheiten, Männer lernen den Verlauf der Wege besser), im Zuordnen von Bildern (Frauen schneiden besser ab), beim Problemlösen (Männer gehen kämpferisch-aggressiver vor) beispielsweise angeführt sind, erscheinen in unserem Zusammenhang wenig ergiebig. Wenn es um Befunde an Hirngeschädigten geht, scheint die Geschlechtsspezifik allerdings beachtenswert: Aphasien (zentrale Sprachstörungen) und Apraxien (Einschränkung sinngerichteter Bewegungen) treten bei Frauen eher auf, wenn das Hirn vorne, bei Männern, wenn das Hirn hinten verletzt ist (S. 72f)) Da lokale Hirnschädigungen innerhalb einer Hemisphäre eher im hinteren Gehirn auftreten, sind Männer auch eher betroffen. Und da Frauen stärker von den vorderen Hirnarealen abhängig sind (was besonders ihre gut ausgeprägten Sprachkompetenzen betrifft), sind sie gegebenenfalls in beiden vorderen Hirnsphären stärker als Männer hinsichtlich ihrer produktiven Sprachkompetenzen zu beeinträchtigen. Die Aufzählung mag verdeutlichen, dass die „Gender-mental-map"-Forschung abgesehen von dem Zusammenhang Hormon- und Hirnorganisation noch einer Theoriebildung bedarf.

Zurück zu unserem Praxisbeispiel: Wir wissen aus der neurologischen Forschung, dass bei Männern die räumliche Orientierung besser ausgeprägt ist als bei Frauen (Pöppel 1993, 22). Warum sollen wir nicht der Faszination von Männern, Dinge zu ordnen, Dinge an ihren Platz zu tun, Genüge tun? Die „Gender-mental-map"-Forschung hat gezeigt, dass es Männern leichter fällt, einen Raum mit Hilfe einer geistigen Karte abzubilden. „Interessanterweise schneiden im Durchschnitt Männer etwas besser ab als Frauen, wenn Aufgaben der Raumvorstellungen zu lösen sind" (Pöppel 1993, 22).

Also beschäftigen sich die Männer auf den Pflegestationen oft innerlich viel mit jenen Räumen, in denen sie tätig waren. Die sog. Grounded Theory (Glaser 1978; 1992) hat die unterschiedlichen Gruppen von Männern und Frauen verglichen und festgestellt, dass im Erleben von Männern und Frauen jeweils andere Themen vorherrschen. Bosch (1998, 75f) konnte diese frühe Recherche bestätigen:

„Männer beschäftigen sich weniger mit dem Thema ‚(Zu)Haus' als Frauen. Wenn sich Männer mit früher beschäftigen, geht es mehr um ihre Arbeit und ihre Erfahrungen im Vereinsleben. Das Verhalten von Männern im Hinblick auf ihre früheren Aktivitäten wird von den Pflegenden häufig positiver erlebt als die Beschäftigung von Frauen mit dem (Zu)Haus und dem ‚nach Hause wollen'. Die Daten scheinen zu ergeben, dass Männer sich auf gerontopsychiatrischen Pflegestationen nach einer kurzen Eingewöhnungszeit mehr zu Hause fühlen als Frauen (von Ausnahmen abgesehen) und weniger die Neigung haben, weg zu wollen" (1998, 79).

„Mein liebster Raum zu Hause“

Solche Erkenntnisse sind wichtig für die Themenauswahl in der therapeutischen Arbeit. Wir haben ein therapeutisches Angebot zum Thema „Mein liebster Raum zu Hause“ gewählt und sind gespannt, wie die anwesenden Männer, Demenzpatienten in einer neurologischen Klinik, dieses Thema bewältigen. Das Thema wird aus den bereits bekannten Gründen eher handwerklich angegangen, d. h. die Aspekte der technischen Umsetzung stehen im Vordergrund, um den männlichen Vorlieben gerecht zu werden.

Vier der von uns betreuten Männer sitzen um den Tisch. Jeder hat ein DIN-A-3-großes Blatt vor sich liegen. Zur Verfügung stehen rote, blaue, braune, grüne Papierblätter, die die Tische, Stühle, Bänke, Schränke, Teppiche etc. repräsentieren und in den weißen Papierraum hineingeklebt werden sollen. Wir betätigen uns quasi als Innenarchitekten. Wir sagen dies auch, um den heimlichen Vorwurf von „Kinderkram“ zu entkräften. Und während wir kleben, reden wir darüber, wo unser liebster Platz zu Hause ist, wo wir am liebsten sitzen, warum wir dort am liebsten sitzen, und wo die anderen Familienmitglieder sitzen. Wir reden darüber, wie der Sessel aussieht, in dem wir so gerne sitzen, was für eine Farbe der Teppich hat, ob er gemustert ist, und aus welchem Holz der Tisch, die Stühle, der Schrank sind. Wir wollen uns ein Bild von der Örtlichkeit machen. Und wir zielen darauf, den jeweiligen Raum in all seinen Wahrnehmungsmerkmalen zu skizzieren. Warum wir dies tun, hat oben seine gegenstands- und raumerarbeitende, neurologische Begründung gefunden. Es hat aber auch noch einen anderen Grund, den wir im folgenden kurz aufzeigen wollen.

Zunächst beginnen wir damit, den Raum auf dem Papier in Augenschein zunehmen. Wir erinnern uns: Wie ist das Mobiliar angeordnet? Wo ist die Tür? Wo befinden sich die Fenster? Wir hoffen auf das normalerweise gut ausgeprägte Orientierungsvermögen der Männer.

Und dann beginnen wir, uns die Papierformen, die rechten Winkel, die ovalen Kurven, die Diagonalen des Raumes, der Türen, der Fenster, der Gegenstände vorzustellen und sie dann auszuschneiden – um sie schließlich aufzukleben. Wir fordern die Männer heraus, bestehen auf Exaktheit.

Einer der Patienten sieht auf sein Blatt und betrachtet das Viereck, das er soeben dahin geklebt hat. Er sagt: „Das ist der Tisch, an dem ich am liebsten sitze.“ Ich frage ihn: „Warum sitzen Sie dort am liebsten?“ Und er antwortet: „Weil ich von dort an den Kühlschrank kann, weil ich von dort am besten an mein Bier komme." So geht unser Reden hin und her, die Dinge die ich erfrage, werden beantwortet, erhalten immer mehr Farbe, immer mehr Form, immer mehr ihren ganz spezifischen Ort.

Was ist geschlechtsspezifisch an dieser Arbeit? Es ist eher die heimische Ortskenntnis, die örtliche Struktur, die abgefragt ist. Es ist weniger das Thema „meines Zuhauses", das emotional trägt. In der Arbeit mit diesen Männern werden Erinnerungen dadurch geweckt, dass wir an die verbliebenen Fähigkeiten der räumlichen Strukturierung und Vorstellungsvermögen anknüpfen.

Wir wollen zusammenfassend betonen, dass wir in unserer Arbeit die geschlechtsspezifischen Unterschiede dementer Männer und Frauen berücksichtigen müssen. Männer bleiben in der Erkrankung häufig arbeitsplatzorientiert. Sie betrachten die Station wie ihren Arbeitsplatz. Sie wollen als Bauern die Kühe melken, regeln als Polizisten auf dem Gang den Verkehr, wollen als ehemalige Ärzte zu ihrem Notfall, berichtet Bosch (1998, 82). Ihre früheren Außenaktivitäten stehen erlebnismäßig im Vordergrund, zumindest mehr als diejenigen, die sie zu Hause innehatten. Frauen befassen sich mehr mit ihrer alten häuslichen Situation und den damit verbundenen Aufgaben (Bosch 1998, 69). Sie betrachten – wenn sie nicht an dem Verlust ihrer alten Situation leiden – die Station wie ihr Heim. Können ärgerlich sein

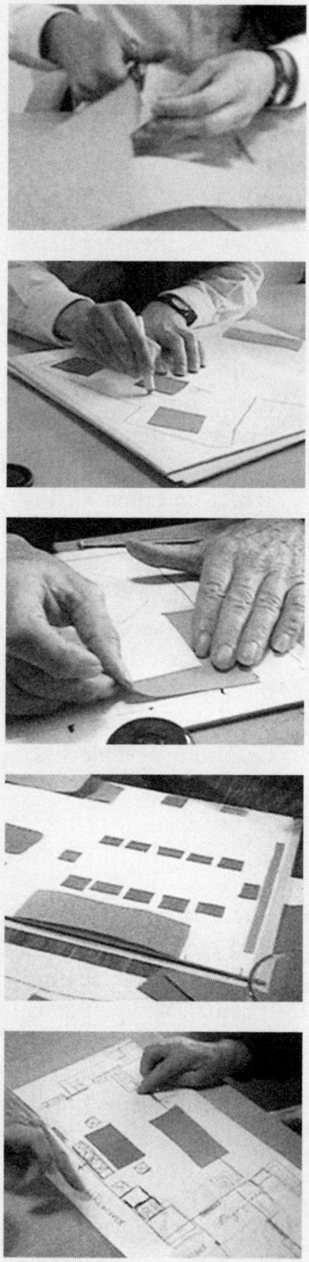

Abbildungen 27–31:
„Mein liebster Raum zu Hause"

über die vielen, die in ihr Zimmer kommen (es handelt sich um den Gemeinschaftsraum). „Was wollen die hier", sagt eine Patientin zur Pflegerin, schaut sich böse um. „Lassen Sie den Rest ruhig stehen", sagt sie darauf zu ihr in Bezug auf das übriggebliebene Brot, weil sie denkt, dass dies ihr Haus und das Brot von ihr angeboten worden sei (Bosch 1998, 63).

Wir haben in unserem Beispiel an einer Gruppe von Männern die Schwierigkeit der Betreuung altersverwirrter Menschen zu zeigen versucht. Wir wollen aber nicht darüber hinweggehen, dass die Demenzkranken in Deutschland mehrheitlich Frauen sind. Dieser Umstand ist darauf zurückzuführen, dass Frauen eine höhere Lebenserwartung als Männer haben und der Altersfaktor hochgradig mit dem Ausbruch der Erkrankung korreliert. Insofern sind Frauen vor allem in den Altersstufen, in denen das Risiko zu erkranken stärker zunimmt, besonders vertreten. In einer Veröffentlichung der Deutschen Alzheimer Gesellschaft entfallen 70 Prozent von den an Alzheimer erkrankten Menschen auf die Frauen, 30 Prozent auf die Männer (Bickel 1999, 1; KDA 2003,63). Die verfügbaren epidemiologischen Studien weisen insgesamt darauf hin, dass Frauen eher an einer Demenz vom Alzheimer-Typ, Männer eher an einer vaskulären Demenz erkranken. Angesichts des Umstandes, dass die meisten pflegenden Bezugspersonen und auch die professionell pflegenden Personen weiblich sind, dürfte ein Problem darin entstehen, die typisch männlichen Begleitaspekte der Erkrankung geschlechtsangemessen wahrzunehmen.

„Wir planen eine Landschaft"

Die Gruppe in unserem zweiten Beispiel bestand aus drei Männern und einer Frau. Die geschlechtliche Zusammensetzung der Gruppe kann es durchaus mit sich bringen, dass die anwesende Frau von dem Thema „Wir planen eine Landschaft" nicht so angetan sein mag. Und tatsächlich gehen die Männer viel mehr als sie in der Arbeit auf, lassen sich davon begeistern.

Ziel des Angebots ist es, eine Landschaft zu planen, zu gestalten, infrastrukturell die Landschaftsorte miteinander zu verbinden. Wir hatten dazu eine Styroporplatte mitgebracht, sozusagen eine vorgefertigte „leere Gestalt", die jetzt nach Vorgabe zu detaillieren, umzugestalten ist. Wir legen Berge, Seen, Hotels, Straßen, Brücken etc. an, machen daraus ein Spiel. Nach der Maßgabe: Wer in den beiden Gruppen, die jeweils um eine Platte herumsitzen, benötigt noch eine Brücke, ein Hotel? Mit Klebepistole, Holzklötzchen und Farben gestalten wir.

Holzteile werden aneinandergeklebt, Papiermaché-Berge werden angestrichen, Seen werden angelegt, Häuser platziert. Es muss kombiniert werden, wo was entstehen soll, was womit verbunden ist. Die Leistungen, die wir hier am Modell spielerisch erbringen, sollen dazu beitragen, die Kombinatorik des alltäglichen Denkens wiederherzustellen.

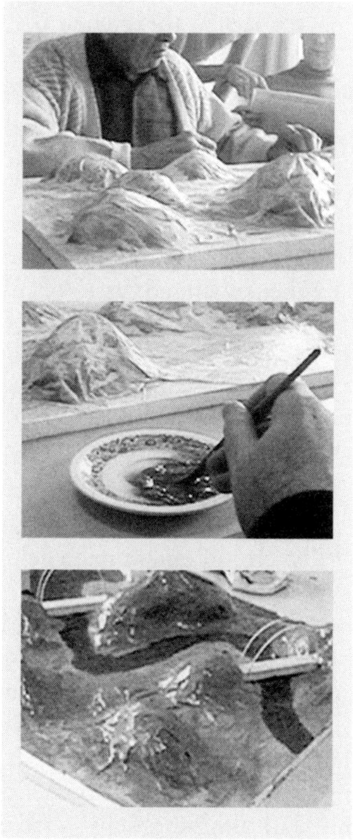

Abbildungen 32–34: „Wir planen eine Landschaft“

Wir wollen noch einmal zusammenfassen, was an der gezeigten Arbeit geschlechtsspezifisch sein könnte. Wir haben auf ein außenorientiertes männliches und ein weibliches innenorientiertes Interesse hingewiesen. Geschlechtsspezifische Unterschiede spielen eine große Rolle in der Betreuung dementiell erkrankter Menschen. Bosch (1998) hat festgestellt, dass besonders dementierende ältere Frauen sich überstark mit ihrem Zuhause identifizieren.

„Kann ich Ihnen helfen?“, fragt die Pflegerin. „Nein“, die Antwort, „mein Mann ist noch nicht zu Hause.“ Die Patientin denkt, so der Kommentar, sie wäre hier bei sich (Bosch 1998, 63). Eine ältere Frau in dem Pflegeheim, das ich oft besucht habe, sagte gleich bei unserem Wiedersehen: „Ich möchte meine Villa noch nicht verkaufen. Es ist doch alles noch so in Unordnung. Schauen Sie sich mal um.“ „Wo gehen wir hin?“, stößt es aus ihr heraus, als ich sie nach unserer Projektstunde wieder auf ihre Abteilung bringe, „das hier kenne ich nicht.“ Als wir dabei sind, vom Tisch aufzustehen, an dem wir mit Fotobänden den alten Wohnort recherchiert haben, fragt eine hereinkommende Heimbewohnerin „Gehen Sie nach Hause?“ „Hier ist nicht mein Zuhause“, sagt die Angesprochene traurig, „ich hab' kein Zuhause mehr.“ Bosch (1998, 65) berichtet, dass besonders Frauen aus identifikatorischen Gründen dieses „Ich will nach

Hause" wiederholen. An diesem Wunsch macht sich auch die Kritik fest, die die ansonsten so viel zitierte Erinnerungsarbeit erfährt, die an diesen leidbesetzten Wunsch rührt.

In einem weiteren Projekt bieten wir einem Kreis von mehrheitlich Frauen an, sich anhand eines Stadtplans zu orientieren. Wir haben Fotos der Wahrzeichen der Stadt Freiburg vorbereitet und eine Holzplatte präpariert, die wir weiß angestrichen haben. Wir bemühen uns in der Projektstunde, die Fotos geografisch einigermaßen richtig an die entsprechenden Orte zu platzieren, von einem Punkt zum anderen die Hauptstraßen aus dem Kopf zu rekonstruieren und eine Schnur von Ort zu Ort zu spannen. Unsere Idee ist, anschließend die Orte zu begehen. Aber das Projekt scheitert: Die Holzplatte ist zu hart, die Nägel lassen sich kaum fixieren. Die Anforderung scheint auch zu hoch, sich die jeweiligen Orte vorzustellen und den Raum zu rekonstruieren. Wir merken bald, dass wir es sind, die die Ausführung bewerkstelligen. Unsere Patientinnen sehen zu. Es ist uns nicht gelungen, mit dieser eher „männlich orientierten" Aufgabe das Interesse der Frauen zu wecken. – Wir haben das Projekt in einem Kreis von dementen Frauen wiederholt. Dabei sind wir von den Bildern des eigenen Zuhauses, des Wohnhauses der Familie und des Stadtteils, in dem dieses steht oder stand, ausgegangen. Wir haben dann den eigenen Wohnort jeweils besucht, in einem nahe gelegenen Café einen Kakao getrunken und uns erzählen lassen, was die Frauen mit ihrem Zuhause verbanden. Dieses Projekt war äußerst zufrieden stellend. Mit der Anknüpfung an das eigene Zuhause machte es den Frauen Freude, die altbekannte Umgebung zu rekonstruieren.

Wir sollten uns aber davor hüten, im Anschluss an das Gesagte Klischees zu entwickeln. Das erfahren wir, als wir mit einer kleinen Gruppe von zwei dementiell verwirrten Männern und einer wegen Alkoholmissbrauchs verstörten Frau am Küchentisch sitzen. Plötzlich reißt ein älterer Herr die Türe auf. „Verschwinden Sie", ruft er. „Ich lasse Ihnen zwei Minuten Zeit." „Unerhört", höre ich noch, als die Tür zuknallt, „ich hab' diese Leute nicht eingeladen, und jetzt sitzen sie an meinem Tisch." Auch Männer können die Pflegestation als ihr Zuhause betrachten. Was können wir daraus lernen? Wir sollten die Station nicht als unseren Herrschaftsbereich betrachten, in dem wir das Sagen haben. Die Patienten haben Rücksicht verdient. Vielleicht ist es uns möglich, uns wie anklopfende Gäste zu verhalten, die um Einlass bitten in ein Terrain, das nicht das ihre ist und das die wenigsten von uns auch nach Jahren der Arbeit in diesem Terrain kennen.

4 Die zerbröckelnde Welt der Objekte

4.1 Wahrnehmung als Gegenstandserkennung

An Demenz wird erwartungsgemäß in der Altersgruppe der 65- bis 69-Jährigen zwei bis drei Prozent erkranken, in der Gruppe der 70- bis 74-Jährigen fünf Prozent, in der Gruppe der 75- bis 79-Jährigen werden etwa zehn Prozent erkranken, in der Gruppe der 80- bis 90-Jährigen werden bis zu 25 Prozent erkranken, in der Gruppe der über 90-Jährigen werden ca. 30 Prozent Menschen erkranken (Theunissen 1999b, 165). Der Anteil der 60 bis 80 Jahre alten Frauen und Männer wird bis zum Jahr 2040 überproportional steigen, wobei der Anteil der Frauen den der Männer noch einmal übersteigt (Grünheid/Schulz 1996, 345f).

Erich Grond (1996) geht es besonders um den Verwirrtheitszustand und dessen psychischen Ausdruck, um die psychosoziale Bezugnahme, die zwischen betroffener und pflegender Person noch möglich ist. Er befasst sich mit dem gemeinsamen sozialen Austausch, der über die zu vermittelnden Dinge verläuft und dessen Zustandekommen davon abhängig ist, ob die Dinge, die die Basis des menschlichen Ausdrucks ausmachen, auch vermittelt werden (Grond 1996). Hier klingt die Frage an, ob die Profession von Therapeuten, die sich um das Medium des menschlichen Austauschs Gedanken macht, eine besondere Aufgabe darin sehen könnte, die Wahrnehmung der Dinge, die beim dementiellen Menschen zu zerfallen droht, zu fördern.

Wie verändert sich angesichts der sinneshaften Ausfälle, die wir im zweiten Kapitel diskutiert hatten, die Gegenstandswahrnehmung des demenzkranken Menschen? Eine Antwort war schon in der Phänomenologie Wilhelm Schapps gegeben, der von der Komplexität, von der Aufeinanderbezogenheit der unterschiedlichen Sinnesmodalitäten im Hinblick auf den wahrzunehmenden Gegenstand sprach. Mit Wolf Singer und Ernst Pöppel haben wir den neurologische Kontext betrachtet, in dem Gegenstandswahrnehmung nur dadurch zustande kommt, dass unterschiedliche sinnesphysiologische Signale im selben Augenblick, neurologisch gesagt im selben Zeittakt, zu jenem Wahrnehmungskomplex zusammengefasst werden, den die Wahrnehmungspsychologen „Gestalt“ nennen.

Warum gelingt es dem dementiell erkrankten Menschen nicht, diese komplexe Wahrnehmung der Gegenstandserkennung so zu vollziehen, dass er sich an ihr orientieren kann? Dieser Frage gehen wir im Folgenden nach und diskutieren anschließend die Möglichkeiten der ästhetisch-bildnerischen Gestaltarbeit.

4.2 Zerfallende Erkennens-, Lernens- und Gedächtnisleistungen

Zunächst wollen wir uns so einfach wie möglich die neuronalen Abläufe im Falle des Erkennens, des Lernens und des Behaltens klar machen und dabei die großen neuronalen Komplexe des Cortex, des limbischen Systems, des Zwischen- und Kleinhirns beleuchten. Wir wollen kurz erinnern, welche Funktionen diese neuronalen Zusammenhänge ausüben und wie sie miteinander im Hinblick auf Erkennen, Lernen und Gedächtnis kommunizieren.

- Wenn wir Darstellungen unseres Gehirns anschauen und von außen nach innen gehen, fällt uns zunächst der Neocortex oder die Hirnrinde auf. Der Neocortex ist dazu angelegt, das neue Wissen und die neuen Fähigkeiten, die wir uns erwerben, anzueignen. Diese Hirnrinde ist bewusstseinsfähig und dazu da, bewusst erfahrene Tatbestände in größeren Zusammenhängen wahrzunehmen und zu speichern. Der Neocortex ist sozusagen ein besonders leistungsstarker Computer, der immer dann eingeschaltet wird, wenn wir mit Tatbeständen konfrontiert werden, für die es zunächst keine angemessene Einordnung und keinen Aufbewahrungsort gibt.
- Der Thalamus, im Kern des unterhalb des Cortex gelegenen Zwischenhirns, liefert ständig Informationen an den Neocortex. Er ist aus vielen Kernen zusammengesetzt, die jeweils zu bestimmten Arealen des Cortex projizieren, sprich Verbindungen halten. So gelangen visuelle, auditive und weitere Sinnesinformationen an den zentralen Verarbeitungsort des Gehirns.
- Vorne im Neocortex liegt der präfrontale Cortex, der für unsere Bewegungs- und Handlungsplanungen zuständig ist und über das kreisförmig angelegte zelluläre Band namens Gyrus Cinguli, das das gesamte limbische System umschließt, die möglichen Handlungen mit ihren gefühlshaften Bewertungen verkoppelt. Darüber hinaus koordiniert der präfrontale Cortex, der sowohl mit dem Hippocampus als auch mit dem Thalamus in Verbindung steht, seine Inhalte mit dem entsprechenden zeitlichen oder räumlichen Kontext (Greenfield 2003, 165).

- Für die gefühlshaften Bewertungen sind in der Hauptsache drei Zellareale zuständig: Der sogenannte Nucleus accubens und das ventrale tegmentale Areal sind eher für die positive Gefühle zuständig, die Amygdala ist m. E. eher für die negativen Gefühle zuständig. Die Amygdala ist mit dem Neocortex, insbesondere mit dem präfrontalen Cortex verbunden, gleichermaßen mit dem Hypothalamus und der Formatio reticularis, die für vegetative Funktionen zuständig sind. Sie ist sozusagen die Vorkosterin aller zugelieferten Speisen der Sinne. Eine Beeinträchtigung oder gar Zerstörung der Amygdala würde das gesamte affektive Verhalten im Sinne einer oralen oder sexuellen Enthemmung verändern. Und tatsächlich können wir im Falle der Demenz stark verwirrte Gefühlszustände erleben.
- Der so genannte Hippocampus in der Verlängerung der Amygdala speichert beidseitig diese Gefühle, verortet sie sozusagen. Der Hippocampus organisiert das emotionale Gedächtnis, stellt sozusagen das episodische Gedächtnis dar (was – wann – wo – wie geschah). Diese verorteten und gefühlsbesetzten Gedächtnisinhalte können bis zu zwei Jahren im Hippocampus (in der Regel aber bis zu mehreren Wochen) bleiben, werden dort zwischengespeichert, bevor sie als Gedächtnisinhalte in den verschiedensten Arealen des Neocortex langzeitgespeichert werden. Sensorische Informationen allerdings durchlaufen den Hippocampus aber nur, werden hier kurzzeitig gespeichert und dann zu Zwecken einer längeren Speicherung gleich an die entsprechenden Areale des Neocortex gesandt. Je nach ihrer Qualität werden diese Gedächtnisinhalte in den Steuerzentralen der Bewegung, des Fühlens, des Hörens, der farbigen oder formhaften Gegenstandswahrnehmung, des Gleichgewichts etc. langzeitgespeichert und können je nach Bedarf, d.h. wenn eine akute Einschätzung eines Sinnestatbestandes notwendig ist, wieder abgerufen und verschaltet werden. Wenn der Hippocampus stark beeinträchtigt oder zerstört wird, verlieren wir die Fähigkeit, Neues zu lernen und uns an Ereignisse zu erinnern, die nach der Zerstörung stattgefunden haben. Wir werden uns bei der Diskussion schwerer Traumatisierung, die zuweilen der alte Mensch zu erdulden hat, darauf zurückkommen.
- Die Basalganglien beeinflussen nicht nur den Bewegungsablauf, sie beteiligen sich auch an den kognitiven und emotionalen Prozessen, sie verarbeiten beispielsweise das Informationsangebot des Cortex. Sie bestehen aus einer Ansammlung von Zellkernen (Globus pallidus, Nucleus caudatus, Amygdala, Putamen etc.), die allesamt Verbindungen zum Neocortex haben und ganz spezielle neurochemi-

sche Systeme beherbergen (bes. Opioide, die bei Bedarf freigesetzt werden). Die Basalganglien koordinieren und integrieren ganze Ketten von Ereignissen zu einer einheitlichen Reaktion, wie dies beispielsweise beim Sprechen der Fall ist. Sie sind der Ort des prozeduralen Gedächtnisses, von dem wir schon wissen, dass der dementiell Erkrankte am ehesten auf ihn zurückgreifen kann.

- Die Hypophyse, die unten links aus dem limbischen System herausragt, ist für die Ausschüttung von Neurotransmittern zuständig. Sie wird vom Hypothalamus elektrisch und biochemisch mittels Neurotransmitter gesteuert. Der Hypothalamus liegt (daher der Name) unterhalb des Thalamus und steuert Essen, Trinken, Schlafen, Wachen, die Körpertemperatur und viele andere Funktionen.
- Das Kleinhirn ist für die Ausführung von Bewegungen unter Führung sensorischer Informationen zuständig. Es hat Verbindungen zu allen Bereichen des Neocortex, besonders auch zum präfrontalen Cortex. Es umfasst nach neuesten Erkenntnissen auch ein Sprachzentrum. Es sichert die zeitliche Koordinierung der Bewegungsabläufe und stimmt die Körperprozesse empfindungsgemäß aufeinander ab. Dabei ist eine seiner wichtigen Kompetenzen, die Koordination des Körpergleichgewichts, hilfreich. Insofern hat es intensive Beziehungen zu den Körper- und Gleichgewichtsempfindungen. Wie die Basalganglien ist auch das Kleinhirn für prozedurale Gedächtnisinhalte zuständig – und damit für die überdauernden Leistungen des alternden Hirns wichtig.

Das limbische System besteht aus einer Gruppe von Zellstrukturen (die im übrigen sehr alt sind), die wie geschildert an der Steuerung von Körpertemperatur, Blutdruck, Pulsfrequenz und Blutzuckerspiegel beteiligt sind – und einen entscheidenden Anteil an unseren Gefühlsreaktionen haben. Beide Systeme, das neokortikale und das limbische System, bedürfen zu ihrem Funktionieren verschiedener Neurotransmitter, insbesondere Glutamat, Dopamin, GABA, Noradrenalin, Acetylcholin, Serotonin, die spezifische Funktionen stärken oder hemmen können. Demenz hängt offenbar mit einer Störung im Vorgang der Ausschüttung dieser Neurotransmitter zusammen. Wir haben erwähnt, dass die Dopamin- und Acetylcholin-Produktion des Gehirns nachlässt und in der Folge die Reizweiterleitungen im Gehirn, besonders die langen Acetylcholin-Verbindungen schwerwiegend hemmt (schon ab 50 Jahren geht die Dopamin-Ausschüttung zurück und wird nunmehr alters- und krankheitsbedingt fast ganz zurückgefahren, infolge der Erkrankung geht auch die Acetylcholin-Ausschüttung zurück).

Zur Biochemie der Gedächtnisfunktionen

Glutamat: lern- und gedächtnisorientiert, pyramidal erregend

Acetylcholin: erregend, sympathisch-parasympathisch, muskulär-signalhaft wirkend

Dopamin: emotional und geistig erregend, bewegungsentwurfshaft wirkend, Handlungen verstärkend

Serotonin: im Hirnstamm und Hypothalamus wirkend, ausgleichende Gefühle erzeugend

Noradrenalin: sympathisch erregend, orientierend, reaktiv bei Stress

GABA: interaktiv mit Dopamin, bei Depression reduziert, bei Angst induziert, reizselegierend und -einschränkend

Opioide: positiv wirkend, stressabbauend, sedierend

Was passiert im Falle der dementiellen Erkrankung? Eine Antwort gab zuerst Alois Alzheimer (1864–1915). Er erklärte den Gehirnschwund neuropathologisch durch Nervenzelluntergänge, durch Fibrillenveränderungen und durch pathologische Ablagerungen in der Hirnrinde. Alzheimer bezeichnete die Proteinablagerungen, die er in der Hirnrinde der Erkrankten als zerstörerisch feststellte, als „senile Plaques". Er war noch nicht in der Lage, die biochemische Natur dieser als Amyloid bezeichneten Ablagerung genauer zu entschlüsseln. Erst 1985 gelang dies.

Knapp 20 Jahre danach wird die These diskutiert, ob tatsächlich wie seit Alzheimer angenommen ausschließlich intrazelluläre Veränderungen oder vielmehr auch interzelluläre Veränderungen, „der Verlust von kortikalen Synapsen" Bauer 2002b, 159) für die Alzheimer Erkrankung verantwortlich sind.

Die Gehirne von Alzheimer-Patienten weisen also abnorme Ablagerungen auf, die dafür verantwortlich sind, dass die oben in ihren Funktionen beschriebenen Teile des Gehirns nicht mehr funktionieren. Sogenannte amyloide Plaques, verklumpte körpereigene Eiweiß-Ansammlungen, lagern sich auf den Nervenzellen, besonders denen des Hippocampus und des Neocortex ab und ersticken die Nervenzellen geradezu. Sogenannte neurofibrilläre Bündel von Proteinfasern machen sich in den Nervenzellen breit, behindern den Stofftransport und lassen die Nervenzellen absterben. Wir wissen aber auch, dass Reize aus der Umgebung des Menschen für die Generierung der synaptischen Verschaltungen notwendig sind; dass ein Entzug dieser Reize, entsprechend eine Deprivierung zu „neurofunktionalen Verlusten in der Hirnrinde führt“ (Bauer 2002b, 160). Und der Psychoneuroimmunologe Joachim Bauer präzisiert, dass „die Art der Beziehungsgestaltung der Patienten“ als ein wichtiger Einflussfaktor erscheine, sowohl im Vorfeld der Erkrankung wie im Procedere der Therapeutik (S. 161).

Das sind die Gründe, warum im Gehirn des Alzheimer-Patienten alles „schief läuft“. Kleine Aminosäurebausteine also, Peptide, deren Vorkommen nicht nur vererbt werden (die Forschung schätzt den genetischen Hintergrund zwischen einem Prozent und 40 Prozent, der Psychoneuroimmunologe Joachim Bauer (2002b) spricht von ca. 3 Prozent), scheinen zum einen für die Erkrankung verantwortlich zu sein. Aber es werden auch Deprivationen und deren Auswirkung auf den Wissenserwerb und das Lernen diskutiert, die zur Demenzerkrankung führen können (George-Hyslop 2003, 75). Wenn auch diese These nur im Tierexperiment gesichert ist, soll sie hier genannt werden, da sie den Verdacht der Psychoneuroimmunologie bestätigen könnte.

Wir können also beim Stand der gegenwärtigen Forschung von zwei Thesen ausgehen, die sich offenbar ergänzen: Zum einen sind es intrazelluläre, physikalisch und biochemisch verstehbare, amyloid-pathologische Befunde in den Gehirnen von Alzheimer-Erkrankten, die das Entstehen der Demenz erklären. Zum andern sind es interzelluläre, kortikal-synaptische Zusammenbrüche, die das Entstehen der Demenzerkrankung plausibel machen. Und diese werden zunehmend psychologisch erklärt.

Sowohl der Untergang von Nervenzellen wie der Zusammenbruch des synaptischen Netzwerkes können aber biologisch wie psychologisch erklärt werden. Bauer (2002a, 191f) konnte zum einen anhand von empirischen Forschungsergebnissen zeigen, wie schwere psychische Belastungsstörungen (posttraumatischer Natur) „zu einem Untergang von Nervenzellen und einer Substanzminderung (Degeneration) in Hirnregionen“ führen und besonders die Gedächtnisfunktionen (der Amygdala und des Hippocampus) betreffen. Zum anderen wies er anhand eigener Falldarstellungen nach, wie Beziehungsereignisse deprivierender Natur „das Hineingleiten in die Demenz“ einleiten (Bauer 2000b, 168).

„Traumatische Erlebnisse und mangelnde emotionale Zuwendung … können die Verschaltungen im Gehirn verändern“, sagen die Neurologen Katharina Braun und Jörg Bock (2003, 50). Sie unterstützen mit ihren Forschungen an Degus-Ratten, die sie in frühester Zeit systematischen Deprivationen (Wegnahme von den Müttern) aussetzen, die These von Bauer. Sie werden durch mehrere Arbeitsgruppen an der University of San Diego und der Yale University in der Annahme gestützt, dass die Ergebnisse ihrer Untersuchungen auf Erwachsene anwendbar sind (vgl. Bauer 2000a, 192).

In diesen Forschungen wurde gezeigt, dass infolge der posttraumatischen Störung eine übermäßige Ausschüttung des erregenden Neurotransmitters Glutamat die Hirnzellen schädigt. Eine posttraumatisch bedingte, übermäßige Glutamat-Produktion, also die Ausschüttung jenes Stoffes, der erregend ist und die Zugänge zu den Rezeptoren der Zellen öffnet, nimmt krankheitsbedingt zu. Glutamat, das gewöhnlich die Rezeptoren für die postsynaptisch weiterzuleitenden Reize öffnet, tut dies jetzt in einem so ungewöhnlich hohem Maße, dass vermehrt Calcium-Ionen in die Zellen einströmen. Und da der hemmende Neurotransmitter GABA, quasi ein Schild gegen zuviele Angreifer, alters- und krankheitsbedingt in großem Ausmaß zurückgegangen ist (so die jüngste neurologische Forschung, z.B. Rissmann et al. 2003, Kötter 1998, Schmitz 2004), werden die Zellen unter dem Ansturm der Ca-Ionen so bombardiert, so überreizt, dass sie nicht mehr reagieren können und zu Grunde gehen. Der alte Mensch ist nicht mehr fähig, die Signale seiner Wahrnehmung richtig zu dekodieren und seine Gedanken planerisch vernünftig auszurichten.

Im Falle der Alzheimererkrankung versagen, das ist jedenfalls gesichert, die Funktionen des Hippocampus, versagt die episodisch gefühls-und handlungsbezogene kurzzeitige Speicherung, kann notwendigerweise die dopamingesteuerte Aktivierung des limbischen Systems in seiner Verbindung zum raum-zeit-verortenden präfrontalen Cortex und in seinen Verbindungen zu den Speicherfunktionen des Neocortex nicht mehr geschehen. Neocortex und limbisches System sind entkoppelt. Und qualitativ sinneshafte Wahrnehmungen, die wir für die komplexe Gegenstandserkennung benötigen, können nicht mehr stattfinden. Die Wahrnehmungs-, Lern- und Speichersysteme sowohl der einzelnen Merkmalserkennung als auch der komplexen Wiedererkennung (Gedächtnisfunktionen des Hippocampus) und der Bewertung (die Funktionen der Amygdala) – sie alle brechen zusammen. Wir wollen an einem Gegenstand (einer Bank, vgl. Abb. 35) illustrieren, was es bedeutet, wenn ein Merkmalsdetektor ausfällt.

Wenn eines der Zellareale, die für die Bestimmung des Gegenstandes „Bank“ notwendig und wesentlich sind, nicht mehr zur Verfügung sind (Zellareal für die Farbe, für die Dimension, für die Form etc.),

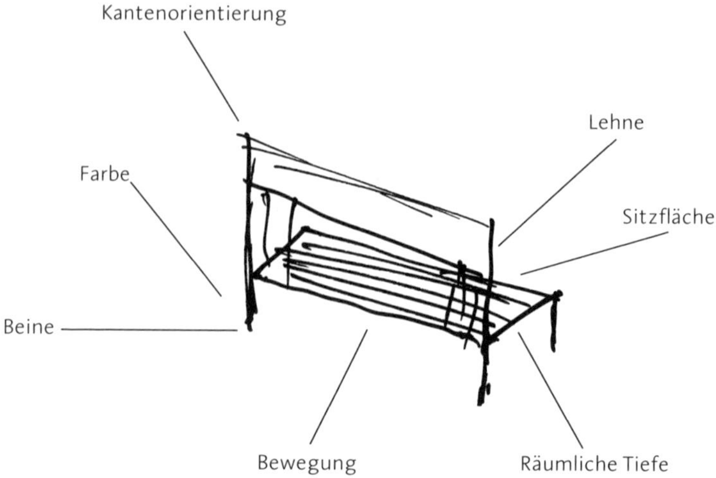

Abbildung 35: Merkmale, die zum Erkennen eines Objekts wichtig sind, am Beispiel einer Bank

kann die Bank als Gegenstand meines Interesses nicht mehr wahrgenommen werden. Ich verliere den Bezug zu ihr. Mein präfrontaler Cortex, der dafür zuständig ist, die räumlich-zeitlichen Bezüge meiner Wahrnehmung herzustellen und zu koordinieren, kann sich im gestörten Kontakt mit dem Hippocampus nicht mehr orientieren. Ich bin und erscheine desorientiert. Die Gegenstände meiner Wahrnehmungswelt zerfallen. Ich kann mich auf nichts mehr beziehen. Ich bin isoliert. Der Verlust der Objekte zieht den Verlust der sozialen Welt nach sich.

4.3 Therapeutisches Angebot zur Förderung der Gegenstandserkennung

Trotz fortschreitender Erkenntnisse über die neurologischen Zusammenhänge bei Demenz lässt sich die Krankheit mit Medikamenten noch nicht heilen. Psychosoziale Angebote können zu einer entscheidenden Verbesserung der Lebenssituation beitragen. Die Projektbeispiele wollen nicht suggerieren, dass bildnerisch-therapeutisches Handeln an dem Schwund von Gehirngewebe etwas verändern könnte. Mit Hilfe der Kunsttherapie können wir uns aber der verbliebenen Verschaltungen versichern, diese neu orientieren und sozusagen die Reste der Truppe in der Schlacht neu zusammenstellen. Der Diplom-

Heilpädagoge Andres, der alltäglich mit dementiell Erkrankten arbeitet, meint, wir könnten nicht die Heimat der Betroffenen wiederherstellen, aber die Strukturen schaffen, auf die sie sich wieder verlassen können. Er weist darauf hin, dass die Betroffenen Orientierungshilfen benötigten, angemessen gestaltete Botschaften, mit deren Hilfe sie die wahrgenommenen Reize regulieren könnten (Vortrag, Freiburg im Juni 2003).

Wie wir therapeutisch die Aufgabe übernehmen können, die zerfallende Gegenstandswelt in ihren Resten wieder zu rekonstruieren, wollen wir am folgenden Beispiel demonstrieren.

Wir vereinbaren mit der Patientengruppe, unseren liebsten Wohnraum, wie wir ihn vormals schon räumlich-perspektivisch in Augenschein genommen und quasi innenarchitektonisch rekonstruiert haben, nunmehr mit Mobiliar anzureichern. Wir wollen den Raum mit Merkmalen ästhetischer Art qualifizieren, sozusagen den Gegenständen ihr möglicherweise zerfallenes Kolorit zurückgeben. Wir werden also in einfachen Worten und anschließend Materialien die visuellen Eigenschaften des Raumes (farbliche, formhafte, kontrastreiche etc.), die taktilen Merkmale (raue, glatte, reliefartige etc.), kurz gesagt, die ästhetischen Bestimmungen des Raums zu ergründen suchen. Inspiration kann man sich dabei in Arnheims Buch „Anschauliches Denken“ von 1972 holen.

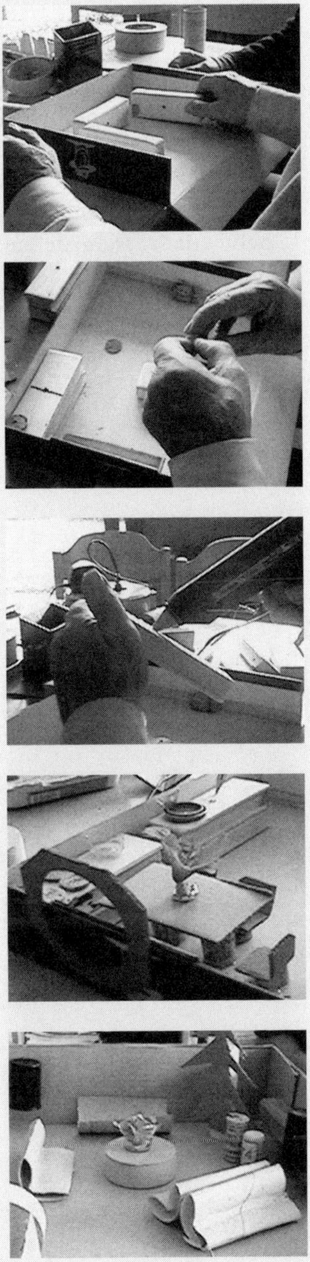

Abbildungen 36–40:
Der „liebste Wohnraum“ wird nachgebaut.

Aus alten Schachteln, Schuhkartons, deren eine Seite wir herausreißen, kreieren wir jetzt den Raum, den wir in der Art einer kleinen Puppenbühne möglichst detailliert einrichten wollen. Wir gehen davon aus, dass jedes Element unseres kleinen Anschauungsgegenstandes geortet, erkannt und bewertet ist.

Am Ende dieses Nachmittags haben wir viele bedeutsame Details erarbeitet. Wir haben die Zimmereinrichtungen unserer Wohnungen, wie wir sie lieben, wieder erinnert. Und wir haben sie ausgearbeitet, haben die verschiedenen Eigenschaften qualifiziert, ihnen eine ästhetische Qualität gegeben. Wir haben innere Wahrnehmungsbilder modellhaft nachgestaltet, uns der sinneshaften Einzelheiten erinnert.

5 Vom zunehmenden Verschwinden des Ich

5.1 Bindungen und unverknüpfte Enden

Manchmal überfallen uns starke Gefühle. Es ist, als ob wir sie nicht mehr steuern könnten. Es überfällt uns eine tiefe Angst angesichts der Prüfung, wir fühlen uns hilflos ausgeliefert angesichts eines mobbenden Kollegen, und dann ist da der Jähzorn, der uns überfällt – wir kennen diese Gefühle, die wir nach einiger Zeit wieder beherrschen können. Aber was wäre, wenn wir keine Gewalt mehr über diese affektiven Regungen hätten? Was wäre, wenn wir unseren Gefühlen genau so ausgeliefert wären, wie manche altersverwirrte Menschen es sind? Im Folgenden gehen wir den affektiven Störungen, die dem dementiellen Syndrom zugerechnet werden, nach.

Ressourcen, so eine Emnid-Untersuchung vom 2. bis 7.5.1997, für ältere Menschen über 60 Jahren zeigt eine Übersicht.

Natur	82,2 %
Kunst	49,0 %
Gebet	47,7 %
Sport	47,6 %
Genuss	44,9 %
Familie	3,9 %
Musik	1,7 %
Partner	1,4 %
Gespräche	0,6 %

Es ist überraschend, dass der Wert von Familie-Partner-Gesprächen so niedrig ausfällt. Wer in einem Pflegeheim arbeitet, weiß jedoch, wie gering oder zwanghaft übertrieben Besorgnis von Angehörigen sein können. Eine Demenzpatientin steht an der Tür der Gerontopsychiatrischen Einrichtung und antwortet mir nicht, als ich sie begrüße. Sie sagt nur: „Anita kommt gleich." Und ich weiß, Anita, ihre Tochter, wird nicht kommen, sie ist seit Jahren nicht hier gewesen. Weit über die Hälfte der Betroffenen erhalten keinen Besuch mehr.

Die Perspektive der Angehörigen

In der Bundesrepublik organisieren sich immer mehr Angehörigengruppen. Und auch die Sozialministerien, wie beispielsweise das Baden-Württembergs, haben die Notwendigkeit erkannt, die Selbsthilfemaßnahmen dieser Menschen zu unterstützen. In ihren Stammtischen, Gesprächskreisen, Selbsthilfeabenden ist hauptsächlich von Überlastung die Rede, von Gefühlen, die ein einzelner kaum ertragen kann. Angehörige sprechen über ihre Lebenssituation, hoffen zuweilen, dass irgend jemand ihnen Unterstützung und Entlastung biete. Sie haben einen Selbstschutz gegen die massiven psychischen Belastungen und Schuldgefühle aufgebaut, von denen wohl jeder von ihnen weiß, dass sie in der Regel fehl am Platz sind. Denn viele von ihnen gehen mit großen Nöten in das Heim, begegnen ihren Angehörigen, die sie nicht mehr erkennen, nur noch wie unter Zwang. Und viele von ihnen sind so belastet, dass sie inzwischen selbst therapeutische Unterstützung in Anspruch nehmen (vgl. die Untersuchungen des Sozialministeriums Baden-Württemberg 1998a,b, 47f).

Die pflegenden Angehörigen sind Kinder, Ehepartner und Lebensgefährten, sie sind vor allem Schwiegertöchter und manchmal auch deren Ehemänner und sie befinden sich fast alle im mittleren bis hohen Lebensalter. Sie fühlen sich gebunden durch ihr eigenes Lebensalter, durch die Anforderungen, die es ihnen auferlegt. Sie sind es mitunter nicht gewohnt, sich miteinander auszutauschen, sie sind es eher gewohnt, Gedanken und Gefühle für sich zu halten. Das haben sie, die etwas älteren, in langen Jahren von sozialer Isolation, von Scham und Peinlichkeit gelernt. Sie fühlen sich der Pflicht, in einer Selbstverpflichtung gegenüber den betroffenen Angehörigen, und manchmal haben sie Schwierigkeiten, diese Verpflichtung anderen überlassen zu müssen.

Die wesentlichen Themen der Angehörigengruppen drehen sich um Entlastung, Pflegesatz, Therapie, Aufklärung über die Institution, aber mehr noch zählen Themen wie Peinlichkeit (vor den Nachbarn), Scham (dass meine Mutter jetzt so etwas tut), Aggressionen (gegen die ständigen Vorwürfe, die ungerechtfertigt sind), innere Abkehr (dass ich mich dafür noch aufreiben soll), Enttäuschung (dass das alte Leben zu Ende ist), Hoffnungslosigkeit (dass keine Veränderung, kein Wandel in Sicht ist).

Angehörige erzählen von der so genannten infantilen Rollenumkehr, davon, dass die betreute alte Person, die sie lieben, auf einmal in der Position eines Kindes ist. Angehörige erzählen, wie sie als pflegende Kinder, die am nächsten zur Betroffenen wohnen, auch als pflegende Ehepartner, sich auf einmal in einer anderen Position wiederfinden, wie sie in ungeahnte Rollen versetzt werden. Davon betroffen sind vor allem die Schwiegertöchter, die die Hauptlast der Betreuung und Pflege zuhause leisten. Was machen die Töchter mit ihren eigenen Bedürfnissen, dem Wunsch nach Geborgenheit, den ihnen jetzt niemand mehr erfüllt? Und wie gehen die Töchter und Söhne, die selbst in die Jahre gekommen sind, mit den Beziehungsangeboten der Betroffenen um, die durchaus warmherzig, dankbar und erleichtert sein können, aber jeden Konflikt vermeiden (Bauer 2002b, 173)?

Da gibt es Konflikte, mit denen man nun wirklich nicht hatte rechnen können. Sind Angehörige doch durch Familie und Beruf total eingebunden, haben sie doch kaum Zeit für andere Menschen, und nun ist gerade die Person, die ihnen am nächsten steht, im Pflegeheim. Sie waren doch gerade dabei, angesichts des Verfalls von Vater bzw. Mutter, unter dem die ganze Familie litt, zu einem Arrangement zu kommen. Und nun bleibt nur noch das Pflegeheim; aber auch noch ein bisschen Ärger, der unter der Decke schlummert, dieser Rest von Gefühlen, der nicht mehr ausgetragen werden konnte. Eine mit Schuld beladene Gewissheit schleicht sich ein, dass man jetzt vielleicht endlich Zeit für sich selbst habe und ein Stück egoistisch sein dürfe – wenn der Angehörige im Pflegeheim ist. Die inneren Konflikte, oft retrospektiv an vergangenen Familienereignissen festgemacht, können oft nicht ausgesprochen werden. Denn die Angehörigen wissen vielleicht aus der Literatur, in die sie sich erstaunlich gut eingelesen haben, „dass bereits die Thematisierung eines mögliches Konfliktes … dazu führt, dass die Patienten [in der Aussage wird von einem therapeutischen Beziehungssetting ausgegangen, – Anm. d. Verf.] nicht weiterdenken oder sich plötzlich nicht mehr erinnern“ (Bauer 2002b, 173).

Die pflegenden Angehörigen sind zu 75 Prozent Frauen, davon 26 Prozent berufstätig, zu 60 Prozent Ehepartner, die zu 30 Prozent Kinder haben, die zu 57 Prozent die Erkrankten bei sich wohnen hatten. Ein Teil der Angehörigen, nämlich zwölf Prozent, hat die Erkrankten ins Heim gegeben (BMFSFJ 2001b, 21). Und jetzt stellen sich ihnen Fragen: Wieso konnte nicht mein Mann diese Rolle übernehmen? Durfte ich meinen Beruf weiter ausüben? Hatten meine Kinder und mein Ehepartner nicht Vorrang vor der Pflege? Warum habe ich ihn oder sie noch nicht ins Heim gebracht?

Entscheidet sich jemand für die Pflege des demenzkranken Angehörigen im Heim, kommen ebenfalls Zweifel: war die Heimeinweisung ein Verrat? War die Trennung zu verantworten? Hätten sie selbst nicht noch bessere Pflege-, Verhaltens-, Umgangstechniken lernen können, um die Situation zu meistern? Können sie zusehen, wie sich die Lage des Demenzkranken, sein psychischer und kognitiver Zustand weiter verschlechtert? Hätten sie auf den Verlauf der Krankheit nicht besser Einfluss nehmen können?

Wie machte sich die Krankheit anfangs bemerkbar? Mit Fragen nach dem Namen, den Familienangehörigen, den Medikamenteneinnahmen, dem Wohnort, der Telefonnummer, der Postleitzahl. Bis schließlich nur noch Erinnerungs- und Sprachfetzen blieben: Die Person, die ihr gerade vorgestellt wurde, wie hieß noch deren Namen? Der Ort, an dem sie kürzlich war, wie kam sie noch dahin? Die Worte fallen nicht mehr ein, die Ereignisse des letzten Jahres im Familien- und Freundeskreis, sie kann sich nicht mehr erinnern. Wo ist ihre Zimmertür in der eigenen Wohnung, woran kann sie sie erkennen?

Und die Betroffenen, die man befragt, so lange es noch möglich ist, sagen Folgendes: Anfangs hatten sie das Gefühl, man sage ihnen nicht mehr alles. Sie hatten kein Vertrauen mehr zu ihren Angehörigen. Sie hatten das Gefühl, nicht mehr gebraucht zu werden, von keinem verstanden zu sein, ganz allein zu sein. Sie konnten auch an keinem Gespräch mehr teilnehmen, dem Gespräch nicht mehr folgen. Sie hatten Schwierigkeiten, rasch auf direkte Fragen zu antworten. Komplexe Sätze, Haupt- und Nebensätze verstanden sie nicht mehr. Sie hörten etwas und konnten es danach nicht mehr wiederholen. Sie wollten sich nicht blamieren. Sie waren überfordert, lustlos schon am frühen Morgen, nach schlechtem Schlaf trotz all der Schlafmittel. Körperpflege, morgendliche Hygiene, wie ging das noch, sie wussten es nicht mehr, also ließen sie es. Ab und zu waren da die aufbrausenden Gefühle, so unkontrolliert, Wut und Zorn, Ausfälligkeit, wie sie niemand an ihnen kannte.

Es sei an dieser Stelle angemerkt, dass es für die eher spät erkrankten Menschen ein Muster des Gefühlsausdrucks gibt, das die Betroffenen typisch an sich haben: Die später Erkrankten werden als mitfühlend, warmherzig, anteilnehmend und heiter beschrieben, sozial zurückgezogen und wenig konfliktfähig, eher besänftigend, aggressiv-gehemmt, sich anpassend und selbstverleugnend (Bauer 2002b, 171f).

Angehörige und Erkrankte scheinen offensichtlich getrennt durch den Gedächtnisverlust, durch die Gefühlsveränderung, durch den Handlungsverlust, den Aufmerksamkeits- und Orientierungsverlust.

Die Gestaltung der Partnerschaftsbeziehungen der von Demenz Betroffenen scheint nach vielen vorliegenden Untersuchungen schon früh von Konfliktunfähigkeit, Rückzug aus den realen Anforderungen der Beziehung, einem weitgehenden Wirklichkeitsverlust geprägt. Sie sind vorschnell bereit, sich den sozialen und psychischen Gegebenheiten anzupassen (Bauer 2002b, 172f).

In der Angehörigenarbeit können die Hinweise auf die ehemaligen Partnerschaftsbeziehungen, falls sie unbedacht geäußert werden, neue Schuldgefühle auslösen. Aber auch bloße Hinweise auf die Lehrbücher der Neurologie und Erklärungen des Neuropsychologen, der klinisch begründete Einsichten weitergibt, helfen wenig, wenn die entstandenen Beziehungsstrukturen unberücksichtigt bleiben. Die Betroffenen ziehen sich so früh in eine soziale Unverbindlichkeit, in eine Anpassungsbereitschaft wegen ihrer krankheitsbedingten Unfähigkeit zurück, sich auf die jeweils neuen Gegebenheiten ihrer Umwelt angemessen einzustellen und sich entsprechend zu verändern. Den Angehörigen hilft diese Einsicht, um sich wieder ganz ihren Männern, Ehefrauen, Schwiegermüttern oder -vätern im täglichen Besuch im Heim widmen zu können.

Angehörige brauchen für ihr Tun sichere Erinnerungen (Gewohnheiten, Sprüche, Lieder), die Gewissheit, dass sie nicht alles verstehen müssen, die Erfahrung, dass sie auch das Unsinnigste wiederholen können, wenn sie sich nur bemühen, die Gefühle, die darin verborgen sind, zu erahnen und zu äußern. Die Validation von Naomi Feil ist ein Ansatz, der hinter den unsinnigsten Verhaltensweisen die zugrunde liegenden Gefühlsregungen sucht. Damit können Angehörige lernen, diese Gefühlsregungen zu artikulieren (Feil 2007, 2005). Sie lernen, den Demenzkranken Sicherheit zu geben, unnötige Veränderungen, die ihn ängstigen, zu vermeiden. Wichtig ist, auf Augenhöhe zu sein, Kontakt zu haben, kurz, einfach, konkret und deutlich zu sprechen. Richard (1994) hat für den einfühlsamen Umgang mit Demenzkranken eine Art Verhaltensanweisung verfasst:

1) Frage: Ausgangspunkt ist immer die Frage, die wir im Hinterkopf stellen müssen: Was ist das dahinterliegende Gefühl (z.B. Wut, Schmerz, Trauer, Angst)?

2) Zunächst gilt es, dieses hinter dem verwirten Verhalten liegende Gefühl zu „validieren“, d. h. zuzulassen, zu akzeptieren, anzunehmen, wertzuschätzen.
3) Weiter gilt es, dieses Verfahren zu bestätigen.
4) Vermeiden Sie, die verwirrten Verhaltensäußerungen zu korrigieren, zu konfrontieren, abzuschwächen, wegzunehmen, in unsere Realität zurückzuholen.(Nach Richard 1994)

Die Qualität der Bindung im Alter

Die moderne Psychologie hat in der Bindungstheorie Beziehungen, die wir im Laufe des Lebens eingehen, besonders die frühen Beziehungen unter neuen Aspekten untersucht. Bowlby, Ainsworth, Klein u. a. haben gezeigt, dass wir in den ersten Lebensjahren einen warme, starke und intensive Beziehung brauchen, eine so genannte sichere Bindung, um das Leben mit all seinen fremden und bedrohlichen Aspekten zu meistern.

Nach Bowlby und Ainsworth wird das Bindungssystem gleich nach der Geburt aktiviert. Wenn sich der Säugling allein, unsicher oder krank fühlt, sucht er die Nähe einer Person, die ihm Sicherheit, Schutz und Geborgenheit gibt. In solchen angstauslösenden Situationen wird ein Bindungsverhalten aktiv, das dann wieder beendet wird, wenn die bedrohliche Situation geklärt ist. Mit diesem Bindungsverhalten geht ein Erkundungsverhalten einher, das erst durch eine sichere Bindung ermöglicht wird: Wenn das Kind sich sicher gebunden fühlt, kann es wagen, die Umwelt zu erkunden. Bindungs- und „Weltverhalten“ entsprechen sich (Main 1977). Die Ergebnisse der Erforschung frühen Bindungsverhaltens lassen sich möglicherweise auf das Erwachsenenalter übertragen. Main und Mitarbeiter haben ein „Adult-Attachment-Interview“ (A. A. I.) entwickelt, das dies abprüft (George et al. 1985; Bakermans-Kranenburg/van IJzendoorn 1993).

Die Forschung hat sich aber (abgesehen von der Universitäts-Abteilung von van IJzendoorn und Bakermans-Kranenburg in Leiden/Niederl. sowie der Forschungsgruppe um Tore von Uexküll am Klinikum Freiburg) insgesamt recht wenig mit den emotionalen Aspekten des Alterns, speziell der Bindungen im Alter und ihrer Störungen beschäftigt.

Eine Ausnahme bildet neben den Bemühungen der niederländischen Gruppe vielleicht eine Befragung, die Gerben J. Westerhof im Rahmen einer vom BMFSFJ herausgegebenen Studie „Die zweite Le-

Bindungstyp: ambivalent gebunden

Bezugsperson inkonsistent
Kind quengelig, ängstlich, wenig Phatasie, keine klare emotionale Struktur

Bindungstyp: sicher gebunden

Bezugsperson feinfühlig
Kind körperkontakthaft
Kind sozial angemessen, konzentriert, Ambivalenzen gut verarbeitend

Bindungstyp: unsicher gebunden

Bezugsperson zurückweisend
Kind ohne Kontakt, gestresst, aggressiv, Gefühle vermeidend und die Widersprüche verdrängend

Bindungstyp: desorientiert/desorganisiert

Bezugsperson misshandelnd, verängstigend
Kind verängstigt, mit bizarrem Verhalten
Kind traumatisiert, das Trauma nicht verarbeitend, der Bezugsperson verlustig

Abb. 41: Bindungstypen nach John Bowlby und Mary Ainsworth (Ainsworth 1978)

benshälfte – Psychologische Perspektiven. Ergebnisse des Alters-Survey“ gemacht hat (Westerhoff 2001). Seine Befunde illustrieren, wie wichtig die Partnerschaft für das allgemeine Wohlbefinden im Alter ist. Diese wird, mehr als die Beziehung zu Freunden und Bekannten, als „objektive Ressource“ erfahren und geht einher „mit höherer Lebenszufriedenheit“ (Westerhoff 2001, 110). In der Befragung Westerhoffs korreliert der Faktor „Partnerschaft“ aber auch „mit negativer Befindlichkeit“ (S. 114), was „ein differenziertes Zusammenhangsmuster“ (S. 119) andeutet. Margret Baltes und Elke Strotzki (1998b) tragen zu dieser Differenziertheit bei: Sie haben die Befindlichkeit älterer Menschen nach dem Verlust des Partners untersucht und kommen zu der erstaunlichen Feststellung, dass „höheres Alter eine Schutzfunktion zu haben [scheint]“ (Baltes/Strotzki 1998b, 1143).

> „Ältere Menschen zeigen weniger negative Reaktionen nach Verwitwung als jüngere Menschen. [...] Eine große Zahl von älteren im Gegensatz zu jüngeren Witwen und Witwern zeigen keine intensiven Trauerreaktionen, sondern sind im Gegenteil selbst überrascht über ihre Adaptationsfähigkeit. [...] Man spricht bei älteren Frauen sogar von einer Befreiung und einer Möglichkeit der eigenen Gestaltung des Lebens nach der Verwitwung.“ (Baltes/Strotzki 1998b, 1143)

Generell heben die Autorinnen aber hervor, „dass Männer stärker betroffen sind als Frauen“ (S. 1143). Sie ermitteln insgesamt „eine beträchtliche Variabilität in der Anpassung“, verschweigen nicht das Ausmaß an Depressivität, das den älteren Menschen nach dem Verlust des Partners ereilen kann.

Wie wir im Fortgang der Diskussion noch erfahren werden, erscheint das Leben aber für den alten Menschen solange lebenswert, wie er „bedeutungsvolle, biographisch-personale Austauschprozesse“ erfährt, wie er von jemandem gebraucht wird, wie seine Kompetenz abgerufen, seine Nützlichkeit garantiert ist (Wahl/Oswald 1998, 21)

Nutzlosigkeit, und d.h. besonders das „Nicht-mehr-gebraucht-werden“ von anderen Menschen, wird mehr als der physische Tod gefürchtet. Die Qualität der Beziehungen wird als überlebenswichtig empfunden.

Mit Hilfe des Adult-Attachment-Interviews (A. A. I.) fanden Main und Mitarbeiter heraus, dass die Qualität der Bindungsrepräsentanz in der Regel bis ins hohe Alter stabil bleibt, es sei denn dass einschneidende Ergebnisse sie verändern. Entsprechend der frühen Bindungsmuster (unsicher gebunden, sicher gebunden, ambivalent gebunden, desorientiert gebunden) ergibt sich noch im Alter eine Einteilung von vier Gruppen: autonom (vergleichbar mit dem sicher gebundenen Typ), verstrickt (vergleichbar mit dem ambivalent gebundenen Typ), distanziert (vergleichbar mit dem vermeidend gebundenen Typ) und „unresolved“ (vergleichbar mit dem desorientiert/-organisiert gebundenen Typ) (George et al. 1985; Main et al. 1985). Für die Interviews wurden die Erwachsenen über ihre Kindheit und ihre Beziehungen zu ihren Eltern befragt und aufgefordert, lange zurückliegende Situationen daraufhin einzuschätzen, ob die Eltern auf den Schmerz oder den Kummer der Kinder eingegangen waren. Sie sollten Fragen beantworten, ob sie sich an Trennungen oder Verluste erinnern konnten und wurden daraufhin befragt, wie sie im Umgang mit den eigenen Kindern Trennung und Verluste bearbeiteten.

Die Qualität der Bindungen, die unsere Beziehungen ausmachen, ist immer von der Qualität der Interaktionen in den Beziehungen abhängig. Wie entwickeln sich Bindungen angesichts zurückkehrender oder fehlender Interaktionen? Im Falle des späteren Partnerverlustes macht sich eine ambivalente Beziehungs- und Bindungsqualität bemerkbar: Sie erschwert die Anpassung an die Verwitwung, die laut Statistik 54 Prozent der Frauen über 60 Jahren betrifft.

Wie wir mit dem Verlust einer wichtigen Bezugsperson umgehen, hängt davon ab, welchen Coping-Stil wir in unserem Leben erarbeitet haben. Es hängt also davon ab, wie wir in der Vergangenheit mit solchen Ereignissen umgegangen sind. Unsere bisherigen Erfahrungen werden nunmehr darüber entscheiden, ob wir uns an das Ereignis anpassen können oder ob wir krank werden. John Bowlby machte schon 1953 darauf aufmerksam, dass die durch schweren Beziehungsstress hervorgerufenen „Abwehrprozesse bleiben, wenn sie sich einmal festgesetzt haben, … und machen … kontaktunfähig“ (1953/2005, 186). Was er hier von durch schwere Deprivation beeinträchtigten Kindern behauptete, könnte von durch Heimeinweisung traumatisierten alten Menschen u. U. gleichermaßen gelten. Diese Hypothese könnte sowohl die psychische Apathie, den physischen Rückzug bis zur Nahrungsverweigerung, evtl. auch den merkwürdig frühen und häufigen Tod im Heim erklären, die gleichermaßen die Beobachtungen, die René Spitz (1974) an deprivierten Kleinkindern machte, in der Gruppe der deprivierten alten Menschen bestätigen würde. In Bezug auf Demenzpatienten wurde festgestellt:

> „Relativ kurze Zeit, etwa sechs Monate bis zwei Jahre vor Beginn erster klinischer Zeichen der Demenz fand sich bei allen Erkrankten ein schweres Belastungsereignis. Bei den meisten Erkrankten kam es dadurch entweder zu einem Wegfall des Partners, z. B. durch Tod, oder – wie in der Mehrheit der von uns untersuchten Fälle – zu einer Zuspitzung der Partnerschaftsproblematik mit einem schweren Konflikt, der eine nicht-beherrschbare Stress-Situation und einen Wegfall der bislang vorhandenen Unterstützung bedeutete. Oft hatten sich parallel auch interpersonelle Probleme am Arbeitsplatz zugespitzt“ (Bauer 2002b, 174). Bauer kommt zu dem Schluss, dass „psychodynamisch … sich die Demenzerkrankung als Ausweg aus einer für die Patienten anders nicht lösbaren Konfliktsituation verstehen (lässt)“ (Bauer 2002b, 174).

Nicht alle älteren Menschen reagieren auf solche erschwerten Lebensverhältnisse gleich. Frauen scheinen adaptionsfähiger zu sein, weniger intensiv zu trauern, Männer sind offenbar weniger adaptionsfähig, stärker betroffen und werden eher krank (Baltes/Skrotzki 1998, 1143). Die Bewältigung der Verlustsituation ist davon abhängig, wie der Verlust in das Lebensbild der Betroffenen eingeordnet werden kann. An dieser Stelle wird die sichere, ambivalente oder „chaotische" Bindungsqualität, die wir jeweils gelernt haben, als Ressource oder Belastungsfaktor deutlich. Umgekehrt wird fraglich, ob ein in vielfältiger Weise durch Krankheit behinderter Mensch noch über solche Ressourcen verfügt, die es ihm ermöglichen, in einer total verunsichernden Situation zu überleben.

Angesichts des Umstandes, dass unser jeweiliges Bindungssystem mit einem erlernten Zuwendungs-, Erkundungssystem korreliert – die Psychologin Main (1977) hat darauf verwiesen, dass sicher gebundene Menschen ein expansiveres, neugierigeres Welt- und Personen-Erkundungsverhalten zeigen – werden wir fragen, ob dies auch für alte Menschen zutrifft, die psychosozial behindert und eingeschränkt sind. Wenn schon „die Gruppe der Älteren … hinsichtlich ihrer sozialen Desintegration eine Hochrisikogruppe dar(stellt)" und schon „der Wohnungswechsel Verluste von Gruppenzugehörigkeit" (Heuft et al. 2000, 135) mit sich bringt, – um wie viel mehr muss dies für die Gruppe der älteren behinderten Menschen gelten, die sich sozial und räumlich orientieren müssen, hierbei eine Flexibilität sondergleichen zeigen müssen? Wir werden die emotionale Befindlichkeit alternder Menschen mit geistiger Behinderung an ihren Bindungsmöglichkeiten messen, danach fragen, ob ihre Lebensumstände diese Möglichkeiten physisch und psychisch überhaupt eröffnen, oder ob ihnen diese Möglichkeiten der Bindungen z. B. aufgrund der Wohnbedingungen verschlossen bleiben (siehe Kapitel 7).

Aus der Bindungsforschung wissen wir, dass die Qualität der Bindung, die wir erfahren haben, noch im Alter eine hohe Repräsentanz hat. Frühe Bindungserfahrungen könnten darüber Aufschluss geben, wie sich der Umzug in ein Pflegeheim mit dem damit verbundenen Trennungserleben auswirkt. Die hohe Sterblichkeitsquote, die wir im ersten halben Jahr nach dem Einzug ins Heim bundesweit feststellen (46 Prozent; Stadler 1991, 153), könnte mit dem unbewältigten schweren Trennungserlebnis, dem Weggang aus den eigenen Räumlichkeiten, den Orten, an denen sich die eigene Geschichte bündelt, zu tun haben.

5.2 Der Umzug ins Pflegeheim – ein zuweilen traumatisierendes Ereignis?

Erläuterungen zur Heimeinweisung

Nach Angaben des Bundesministeriums für Familie, Senioren, Frauen und Jugend leben von den ca. 12,5 Millionen älteren Menschen über 65 Jahren und älter ca. 7 Prozent in Einrichtungen der Altenpflege. 1,6 Prozent dieser Menschen leben in Altenwohnungen (Betreutes Wohnen) und 5,4 Prozent leben in Heimen (Altenwohn- und Pflegeheimen) (KDA 2003, 1–11; DZA 2001, 26f).

Seit den 70er Jahren hat die Gerontologie darauf hingewiesen, dass man auf das Altern Einfluss nehmen könne. Seit den 80er Jahren entwickelt man diesbezügliche Pflegekonzepte. Seit den 90er Jahren zieht man daraus Konsequenzen, dass die als volkswirtschaftlich notwendig erachtete Selbstständigkeit alter Menschen am besten und mit geringsten Kosten ambulant geschehen könne (Falkenstein 2001, 64). Aus der Abstufung „Ambulante Altenpflege, betreutes Wohnen, Altenpflegeheim“ ergab sich die Auffassung von einer Institution, die die letzte im Lebensweg eines Menschen ist, ergaben sich die Charakteristika des sog. Altenpflegeheims.

Dort haben bundesweit durchschnittlich jeweils ca. 75 Bewohner ihren letzten Platz gefunden. Diese leben zu 49 Prozent mit einem anderen ihnen unbekannten Menschen in einem Zimmer, welches in der Regel vormöbliert ist. Sie haben nur begrenzt die Möglichkeit, persönliche Dinge mitzubringen. Manche wissen es, ihre durchschnittliche Verweildauer in diesem Zimmer beträgt 50 Monate (Falkenstein 2001, 65).

Neuere Zahlen, herausgegeben vom Statistischen Amt der Stadt Freiburg, belegen diese Angaben: Im Jahr 2002 verstarben in Freiburger Heimen im ersten Jahr 50 Prozent der Männer und 34 Prozent der Frauen. Bis Ende des zweiten Jahres waren 69 Prozent der Männer und 50 Prozent der Frauen tot. Bis Ende des sechsten Jahres im Heim waren 95 Prozent der Männer und 84 Prozent der Frauen verstorben (Amt für Statistik, Freiburg; Badische Zeitung vom 31.3.04).

Ein Prozent der über 75-Jährigen im Heim begeht Selbstmord (Schneekloth/Müller 2000, 132), und als Grund wird u.a. genannt „Gefühl der Nutzlosigkeit, ... Vereinsamung und Depressionen“ (Jansen et al. 1999, 248). Sicherlich ein trostloses Bild angesichts der Tatsache, dass 65 Prozent der befragten Heimbewohner vor dem Heimeintritt angeben, hinsichtlich der Körperpflege, des Anziehens oder des Aufräumens keinerlei Beeinträchtigungen zu haben (nur 20 Prozent der Heimbewohner geben starke Beeinträchtigungen an; Schneider 1996, 71). Nach dem Heimeintritt sind es aber 55 % der Heimbewohner, die sich auf Grund ihres Gesundheitszustandes stark beeinträchtigt sehen (Schneider 1996, 70). Und 49 Prozent der über 70-Jährigen klagen über erhebliche Beschwerden des Bewegungsapparates (BMFSFJ 2001, 73).

Klumpp (2001, 75f) ermittelt die Heimeintrittsgründe und zeigt auf, dass mehr als 50 Prozent der pflegebedürftigen Menschen in der Folge eines Sturzes (32 Prozent), eines Schlaganfalls (31 Prozent), von Behinderungen (22 Prozent) oder von psychischen Störungen (14,8 Prozent), d. h. aus gesundheitlichen Gründen, die so schwer wiegend sind, dass 25 Prozent von ihnen aus dem Krankenhaus ins Heim kommen, der Einweisung ins Heim zustimmen (Akutverlegung). Viele von ihnen, ob ihres Alters mehrheitlich Frauen, können nicht mehr privat betreut werden: 54 Prozent der Frauen über 60 sind verwitwet (BMFSFJ 2001, 225). Sie stimmen offenbar aus organisatorischen Gründen der Einweisung zu. In der Regel können sie noch nicht wissen, was auf sie zukommt, was ihnen abverlangt wird, was sie mit dieser Entscheidung aufgeben.

Wir haben oben von einer so genannten Rollenumkehr gesprochen, und genau das ist es, was die Heimbewohner jetzt durchmachen (Klein 1998). Krankheit – Pflegebedürftigkeit – Hilfebedarf, dieser Dreischritt im hohen Alter zwingt zu einer Form der Entmündigung, an die sie niemals gedacht haben.

Welche psychischen Folgen haben die Trennung von der Herkunftsfamilie und der Heimeintritt als kritische Lebensereignisse im Kontext ihrer Ursachen? Klumpp (2001, 92) beschreibt die Phasen, die der Mensch in einer solchen Situation durchläuft:

1. erste Adaption; beginnende Stressreaktion;
2. voll ausgebildete Stressreaktion mit Ängsten, Depressionen, Selbstmordwünschen;
3. völlige Anpassung unter psychischen Störungen und abnehmender Persönlichkeit.

Dies mag der wenig tröstliche Hintergrund für die Tatsache sein, dass 46 Prozent der Betroffenen im ersten halben Jahr sterben, 58 Prozent nach einem Jahr gestorben sind und 90 Prozent nach fünf Jahren (Stadler 1991, 153).

An dieser Stelle unserer Diskussion erheben sich sofort Stimmen, die sagen, dass wir die physischen und die psychischen Einschränkungen heimeingewiesener alter Menschen vor dem Heimeintritt nicht unterschlagen sollten (Künzel-Schön 2000). Wir können uns diesem Argument sicherlich nicht verschließen, verweisen aber auf die Folgen des ungeheuren Stresses, den der Übergang ins Heim notwendigerweise mit sich bringt. Wer mehr als einmal (und das nicht nur vor den Weihnachtstagen) den Alltag eines Heimbewohners mitgemacht hat, wer eine Heimbewohnerin in ihrem Alltag begleitet hat, eine, die niemals Besuch erhält (in der Regel erhalten ca. 50 Prozent der Bewohner Besuch – eine Mitteilung, der meine Erfahrungen allerdings widersprechen; Kühnert 1991, 67f), der kann die physischen Folgen einer weitgehenden Isolation mit Händen greifen. Kühnert berichtet davon, dass ca. 15 Prozent der Heimbewohner die Fortführung sog. „distanzierter Familienbeziehungen" erleben (1991, 69).

Wie die Heimeinweisung erlebt wird

Die Heimeinweisung kann also zweierlei Auswirkungen haben: Eine Erleichterung für die Angehörigen, was die Pflege anbelangt, und eine psychische Belastung bis hin zum traumatischen Ereignis für die Betroffenen, was das soziale Selbstverständnis und die psychische Verarbeitung anbelangt. Wir wollen uns nun der Seite der Belastung zuwenden und das psychische Trauma, wie es den alten Menschen treffen kann, unter dem Aspekt der Bindungsbeziehungen kurz skizzieren.

Mit der Heimeinweisung muss sich der ältere Mensch von lieb gewordenen Orten und Menschen verabschieden. Er hat in seinem Leben möglicherweise schon viele Trennungserlebnisse bewältigen müssen. Der Psychoanalytiker Caruso (1974) beschreibt, dass ehemalige Trennungserlebnisse in den folgenden immer wieder neu aufgelegt, in ähnlicher Weise erlebt, angegangen und bearbeitet werden. Wir haben erfahren, dass frühe und grundlegend übermittelte Bindungsverhältnisse sich in ihrer Qualität bis ins hohe Lebensalter halten. Besonders unsichere oder gar desorganisierte Bindungen können sich in der Folge des Heimeintritts erschwerend auswirken. Wer sich als unsicher gebunden erleben musste, wird auch jetzt in den ersten Stress-Phasen seines Heimlebens diese Unsicherheit wiedererleben.

Wie wird der alte Mensch reagieren angesichts seiner vergangenen Erlebnisse? Wenn er schon als kleines Kind eine verunsicherte Affektregulation, ein sog. verunsichertes „affect-attunement", hinnehmen musste, ein stimmungsmäßig „Mit-sich-nicht-in-Einklang-sein"; wenn er als größeres Kind in seiner Symbol- und Fantasiefähigkeit gestört worden ist, weil er einen schwerwiegenden Ein- und Übergriff auf die sich entwickelnden Repräsentanzen seiner Welt erleben musste; wenn er als Schulkind, das seine Grenzen lernte, im Glauben an seine normgebenden Sozialisationsagenturen erschüttert wurde; wenn er als Jugendlicher, die Welt sich vielfach neu aneignend, psychisch und kulturell destabilisiert wurde – wie hat er, der jetzt alte Mensch, dies damals bewältigt? Möglicherweise wird er bei der Bewältigung gegenwärtiger Erlebnisse in die alten Reaktionsweisen auf die frühe Traumatisierung zurückfallen.

Wir haben uns oben deutlich gemacht, wie unser Gehirn Erfahrungen verarbeitet: mit Hilfe von zwei Netzwerken, einem eher episodisch-gefühlshaften und einem eher semantisch-faktischen. Erleidet der alte Mensch nun eine kaum zu verarbeitende Stresssituation, so werden der erinnerungsorientierte Hippocampus gehemmt und die negativ-gefühlshaft orientierte Amygdala überstark erregt. Überfordert von zu starken emotionalen Eindrücken kann das episodisch-erinnerungsorientierte System seine Kontroll-, Abgleichungs- und Verarbeitungsfunktionen nicht mehr gewährleisten, es wird paralysiert. Das Gehirn greift zu einem Hilfsmechanismus: An die Stelle der eigentlich zu erarbeitenden Erfahrung tritt ein raum- und zeitloses, von der Erfahrung abgelöstes Bild. Wir nennen es abgespalten, dissoziiert. Es wird in Zukunft verhindern, dass wir uns der lebensbedrohlichen, uns überwältigenden Erfahrung in der Vorstellung auch nur nähern. Wir haben eine bildübermächtige Situation dargestellt, in der der Zusammenhang der Gehirnarreale von Hippocampus – Amygdala – Stirnlappen -Neocortex in seinem reibungslosen Ablauf gestört ist, in der das episodisch orientierte Gehirn den Zugriff auf das Erlebte aus Gründen des Selbsterhalts verweigert.

Das Trauma, das der alte Mensch erlebt, ist ein vitales Diskrepanzerlebnis zwischen bedrohlichen Situationsfaktoren und individuellen Bewältigungsmöglichkeiten. Es geht mit Gefühlen von Hilflosigkeit und schutzloser Preisgabe einher. Es bewirkt eine dauerhafte Erschütterung seines Selbst- und Weltverständnisses. Es wird in der Folge schwere Depressionen, viele situationsübergreifende Gefühlsabkapselungen nach sich ziehen. Der alte Mensch wird sein Selbst, seine Zeit, seinen Raum als nicht mehr verfügbar erleben. Und als Reaktion auf dieses Trauma wird der alte Mensch eine Art psychischer Erstarrung durchleiden, er wird apathisch und erlebt sich manchmal panikartig nicht mehr als selbst verantwortlich für seine Handlungen. Die Dissoziation, die verhindern soll, dass er die Wucht seiner Erfahrung nachvollziehen muss, wird seine Persönlichkeit bis auf den Grund desorganisieren. Dissoziation bedeutet, ein fragmentiertes, ein abgespaltenes Erleben im Gedächtnis mit sich zu führen, sie verhindert ein zukünftiges Lernen aus der Erfahrung. Die Lernfähigkeit „wird durch Traumatisierungen beeinträchtigt, weil das aversive System übermäßig stimuliert wird" (Diepold 2002, 136). Sie wird durch die Dissoziation der Bilder gebremst – schon die Fähigkeit, Bilder, Fantasien zu entwickeln, wird zur Gefahr.

5.3 Therapeutisches Angebot zur Bewältigung psychischer Belastungen: ein Bild sehen und reproduzieren

Was können wir angesichts dieser schwer wiegenden sozialen und psychischen Belastungen in den Gruppensitzungen mit den alten Menschen tun, die fast alle eine solche Erfahrung mit sich herumtragen? Können wir überhaupt an Bilder anknüpfen, ohne an belastendes Material zu rühren? Was ist erlaubt, wie entgehen wir einer Reaktualisierung des Erlebten? Wir möchten im folgenden ein Beispiel anbieten, das Selbstsicherheit und Kompetenz der alten Menschen, deren Gefühl für sich selbst und deren Ich-Bewusstsein stärken soll.

Wir haben Emil Noldes „Tropenlandschaft" ausgewählt, die wir in einem eineinhalbstündigen Projekt mit einer Gruppe von Männern mit Schädel-Hirn-Trauma reproduzieren lassen wollen. Das Bild wird mehrfach farbig und einmal auf Folie kopiert, um es mit Hilfe eines Overhead-Projektors an die Wand zu werfen. Die Wand wird mit einer großen Fläche Makulaturpapiers verkleidet und das Bild so auf dieses Papier projiziert, dass sich die Linien des Bildes nachzeichnen lassen. Das gelingt auch, wir nehmen das nunmehr nur aus Linien bestehende Bild von der Wand, legen es auf den Tisch, und jeder in der Gruppe erhält seinen Auftrag, anhand der Kopie, die wir ihm gegeben haben, diejenige Ecke des Bildes, vor der er sitzt, farblich auszumalen. Das gelingt über alle Maßen. Einige Teilnehmer mischen die Farben sogar so gut, dass diese sich kaum von der Vorlage Noldes unterscheiden. In den eineinhalb Stunden, in denen alle sehr konzentriert sind, herrscht völliges Schweigen. Jeder ist mit der Ecke seines Bildes völlig beschäftigt. Erste Absprachen werden getroffen, da, wo sich die Einzelnen im Bild farblich begegnen. Dann werden Farben und Pinsel ausgetauscht, es ist ein wunderbares gemeinschaftliches Arbeiten. Die Männer genießen die Beschäftigung mit dem gemeinsamen Bild, fühlen sich ernst genommen.

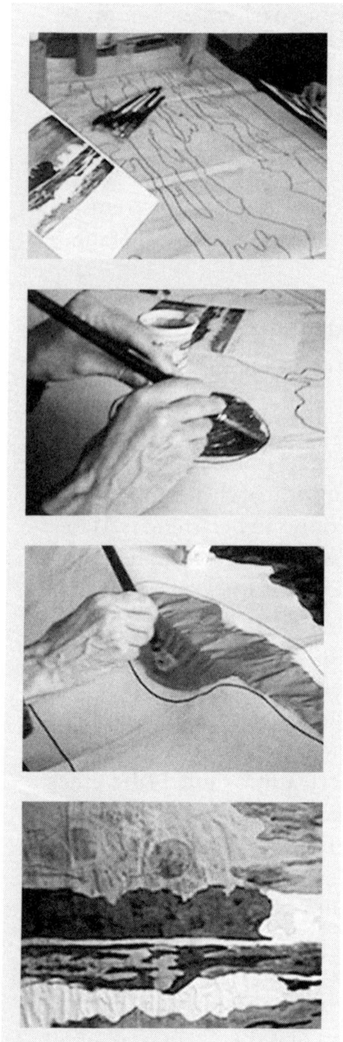

Abbildungen 42–45:
Ein Bild sehen und reproduzieren

Als das Bild fertig ist, sind alle sehr stolz. Und ich bin es auch. Wir haben erstmals gewagt, mit so schwer erkrankten Männern zu malen, trotz der Sorge, dass sie es zu kindlich nehmen könnten. Hinsichtlich des Zieles, den Selbstwert dieser Menschen zu stärken, haben wir alles, was wir wollten, erreicht.

Woher nehmen wir unsere Überzeugung, dass wir dieses Ziel erreicht haben? Woran haben wir erkannt, dass sich die Patienten in ihrem Selbstwert gestärkt fühlen? An der Sprache einiger unsere Patienten können wir dies direkt ablesen: Wenn sie sich vorher monoton und wiederholend artikuliert haben – einer der Patienten zu Beginn unserer Projekteinheit sagte z. B. stammelnd und ständig sich wiederholend „ja da woll' me mal" – dann herrschen jetzt vollständiger Satzbau und fast eine flüssige Rede vor. Der Patient kann uns jetzt genau erklären, in welches Feld er seine Farben gesetzt hat. Gerade bei dem um den Tisch versammelten Schädel-Hirn-Trauma-Patienten ist es auffallend, wie sich ihr gesamtes Verhalten verändert hat: Wenn sie vor der Stunde sehr zurückgenommen waren, in ihrem motorischen Verhalten sehr gebremst, annähernd depressiv und in ihrer Redeweise leise und sich wiederholend, dann antworten sie nunmehr mit ganzen Sätzen, ergreifen selber die Pinsel und die zugehörige Farbe, weisen daraufhin, wenn wir das verschmutzte Wasser wechseln sollen (einige haben Mühe, aufzustehen), erscheinen insgesamt selbstbewusster.

Die aufmerksame Leserin wird an dieser Stelle sicher einen Widerspruch erkannt haben: Denn weiter oben hatten wir angemerkt, dass wir mit verwirrten Menschen und Patienten wie diesen lieber nicht malen sollten. Wir haben jedoch auf einer eher handwerklichen Basis gemalt: Wir haben eine Folie an die Wand geworfen, sozusagen ein kleines Bild in ein großes extrapoliert, wir haben kopiert, wir haben Farben dahin gesetzt, wohin sie gehören – wir haben nicht so sehr auf einer malerisch-symbolischen Ebene gearbeitet. Besonders im Umgang mit Männern, die infolge ihrer Erkrankung schwer regressiv geworden sind, eignet sich dieser eher handwerkliche Zugang besser. Die schädel-hirn-traumatisch verletzten Patienten wollen in ihrem Selbstwertgefühl aufgebaut sein. Sie haben Monate der Selbstwertverstörung hinter sich, zweifeln nach ihrer komatösen Phase daran, ob sie noch etwas in ihrem Beruf taugen, wollen wissen, ob sie sich noch konzentrieren können, richtig hinsehen, farblich, formhaft, größenrelational entsprechend der Vorlage etwas übertragen können – die grundlegenden Fertigkeiten ihrer Berufe nicht verloren haben. Und genau diesen Nachweis leisten wir, beweisen wir in dieser experimentellen Situation. Wo die Kompetenzen, notwendig für die Wiedereintrittsphase in den Beruf oder den Alltag zu Hause, noch nicht vorhanden sind, können wir auf den Übungscharakter unserer Situation verweisen, auch im Gespräch präzisieren, welche Anstrengungen in welcher Hinsicht noch zu erbringen sind. Die infolge der physischen Hirnverletzung erfolgte Psychotraumatisierung soll nicht aufgedeckt, nicht verstärkt werden; die Betroffenen suchen vielmehr nach einer angemessenen Antwort auf die Frage, wie es um sie, die schwer Verletzten steht. Sie verlangen danach, die gestalterischen Angebote in Hinsicht auf den rehabilitativen Zweck einschätzen zu können. Deshalb haben wir uns zu Beginn jeder Projekteinheit angewöhnt, in einfachen Worten über den Sinn und Nutzen unseres gemeinsamen Tuns zu reden.

6 Vom Rückzug in die Restbestände des Ich: psychosoziale Persönlichkeitsstörungen

6.1 Der affektiv eingeleitete Abschied vom Ich

Die Selbstwerteinschränkungen des alten Menschen sind ohne Zahl: Funktionsstörungen des Gehirns und cerebral bedingte Lähmungen des Körpers, die nach dem Funktions- einen Vermögensverlust anzeigen. Und wo der alte Mensch nicht mehr verstehen, nicht mehr sprechen, sich nicht mehr zuwenden und kommunizieren kann, da ist er aus der Sozialität ausgeschlossen, da reduziert sich das Bewusstsein seiner selbst auf leid- und schmerzvolle Empfindungen, auf einen rückwärts gewandten Wunsch, dass doch alles so sei wie vormals. Oder auf einen vorwärts gewandten: dass alles endlich ein Ende habe.

Bei vaskulärer Demenz oder nach einem Schlaganfall werden die Patienten nur zu einem Drittel so rehabilitiert, dass sie teilweise am Gemeinschaftsleben wieder teilhaben können. Wer an sog. generativer Demenz oder an Alzheimer leidet, muss schon im frühesten Stadium mit psychischen Symptomen rechnen, in späteren Stadien ist er von sozialem Ausschluss bedroht – es sei denn, er hat die Chance, längerfristig an Projekten teilzunehmen, die ihn einem sozialen Austausch wieder zugänglich machen.

Die frühen Veränderungen, die der an Demenz erkrankte Mensch hinnehmen muss, sind affektiver Art. Der Erkrankte verliert die Kontrolle über seine Gefühlswelt. Er kann seine Gefühle nicht mehr steuern. Depressive, angstvolle, zwanghafte Gefühlslagen stellen sich ein, überfallen ihn bei Gelegenheiten, die er nicht mehr kontrolliert. Unter dem Titel „Abschied vom Ich – Stationen der Alzheimer Krankheit“ beschreiben die Herausgeber (Fuhrmann et al. 1995) die wechselnden Gefühlslagen, den raschen Stimmungswechsel, die Affektlabilität. Wir wollen an dieser Stelle diesem Abschied vom Ich nachgehen – um uns anschließend wieder zu überlegen, ob wir einige der verlorenen Formen des sozialen Verhaltens annähernd wiederherstellen können.

6.2 Narzisstische Störungen

Altern ist mit selbstwerteinschränkenden Persönlichkeitserfahrungen verbunden. Was in der ICD-10-Zuschreibung der „Narzisstischen Persönlichkeitsstörung„ (ICD-10 F60.8) als „brüchiges Selbstgefühl„

(Kriterium 4) erscheint, ist oft ein Kompensat für erlittene Persönlichkeitseinschränkungen. Betrachten wir zunächst die Aspekte einer solchen Störung.

Nach Kohut handelt es sich um eine Beeinträchtigung, in deren Zentrum die Krise des Selbstgefühls steht (Kohut 1979; Mentzos 1984). Es handelt sich bei ihr um Gefühle von Leere und Sinnlosigkeit, um Störungen des Identitätsgefühls und um eine ausgeprägte Selbstwertunsicherheit. Die Erkrankung zeigt sich in einer erhöhten Verletzlichkeit und Kränkbarkeit, in Unsicherheit und Misstrauen. Der Psychoanalytiker Kohut hat die Aspekte dieser Verletzlichkeit zusammengetragen (1979):

1) Mangelhafte Abgrenzungen: Persönlichkeitsgrenzen bleiben unklar; der Mensch wird von den Selbstobjekten überspült.
2) Neigung zu Idealisierungen: Da der Aufbau eigener Strukturen unmöglich, kommt es zur Bildung eines archaischen, vollkommenen Selbstobjektes.
3) Neigung zu Größenphantasien: Es können Größenphantasien mit exhibitionistischen Bedürfnissen und Arroganz auftreten, die die eigenen Leistungen unreal erscheinen lassen; die Folge sind Arbeitsstörungen.
4) Depressive Leeregefühle: Das Real-Ich verarmt. Geringes Selbstwertgefühl herrscht neben Größenphantasien.
5) Angst vor Überflutung: Störungen (positiv und negativ) des narzisstischen Gleichgewichts werden nicht aufgefangen.
6) Angst vor Selbstauflösung: Bedrohung durch Nähe des anderen.
7) Narzisstische Wut: diffuser Erregungszustand.

Die psychoanalytische Entwicklungstheorie hat die Genese dieser Persönlichkeitsstörung schon am Anfang des Lebens aufgezeigt: Die Frustration des Bedürfnisses nach Zuwendung führt zu innerseelischen Spannungen und zur Abspaltung des Zuwendungswunsches. Es erfolgt ein Rückzug in die Fixierung an das Größenselbst oder an idealisierte Elternimagines. Dieser Vorgang ist bis hierin normal. Wenn nicht optimale Frustrationen erfolgen, kann der Mensch diese Idealisierungen nicht abbauen und in reifere psychische Strukturen überführen. Wir kennen es: Wenn beide Eltern dem Kind keine Selbst-Bestätigung geben können (z. B. Projektionen eigener Bedürfnisse); wenn die Eltern die Subjekt-Objekt-Differenzierung (Abschied aus der Symbiose) vereiteln; wenn die Beziehung zur empathisch spiegelnden Mutter gestört ist und das Kind sich gegen die verzerrte Empathie abgrenzen muss, –

dann muss das Kind sich von seinen gefühlsmäßigen Bedürfnissen zurückziehen.

> „Mangelnde Empathie der frühkindlichen Betreuer erzeugt eine herabgesetzte Fähigkeit, sich als eine eigene abgegrenzte, in der Zeit konstante Einheit zu spüren. Größenideen oder Sehnsucht nach Verschmelzung mit überbewerteten Objekten begleiten den Versuch, das geschwächte Selbst zu stärken. Die Heilung des Selbst geschieht erstens durch empathische Spiegelungen durch den Therapeuten, durch die das Selbst für den Analysanden spür- und lokalisierbar wird, und zweitens durch Deutungen, die dem Patienten eine kognitive Verankerung seines Selbstgefühls ermöglichen." (Wiederkehr 1980, 6f)

Was wir hier über die Herkunft der Selbstwerteinschränkung des Heranwachsenden in frühen Phasen erfahren, ist möglicherweise auf Übergangsphasen, die der alternde Mensch zu durchleben hat, anzuwenden. Schwächungen des Selbstwertgefühls und darüber hinaus der Persönlichkeit, sind hier häufig zu vermerken. Die Phasen von narzisstischen Krisen, in die der alternde und in ein Heim eingewiesene Mensch gerät, sind vielfältig und stellen immer wieder auf dem Hintergrund seiner sensorischen Deprivationen (Beeinträchtigungen des Sehens und Hörens), seiner sozialen Desintegration und seiner mentalen Entkoppelung aus einer sich nicht mehr vermittelnden Gegenwart eine Versuchung dar, sich das Leben zu nehmen (Heuft et al. 2000, 135). Aus dem Vierten Bericht der Bundesregierung zur Lage der älteren Generation (BMFSFJ 2002, 154) geht hervor, „dass Suizide bei älteren Menschen wesentlich häufiger auftreten als bei jüngeren." Der Bericht sagt, dass sich dieses Problem infolge der Verschiebungen in der demografischen Entwicklung in Zukunft vermehrt zeigen wird. Es wird darauf hingewiesen, dass besonders die latenten Selbstmordabsichten durch das Einstellen der Nahrungszufuhr nicht immer bemerkt werden. Im Hintergrund stehen fast immer schwere Depressionen.

6.3 Depressive Beeinträchtigungen

Schon im „Dritten Bericht zur Lage der älteren Generation" (BMFSFJ 2001, 77) lasen wir, dass ca. 25 Prozent der Menschen über 65 Jahren unter einer psychischen Störung leiden. Am häufigsten sind depressive Störungen, bei bis zu 5 Prozent der genannten Gruppe in schwerer

Form, bei bis zu 16 Prozent in mittelschwerer Form. Im „Vierten Bericht“ (BMFSFJ 2002, 153f) erfahren wir, dass die Depressionen nach den dementiellen Erkrankungen zu den häufigsten psychiatrischen Beeinträchtigungen gehören. Die Zahlen für die schweren Depressionen um die 5 Prozent werden bestätigt. Bei den mittelschweren Depressionen liegen die Prävalenzraten um die 16 Prozent, und wenn man die leichten Schweregrade eingerechnet, erhöht sich die Prävalenzrate auf 25 Prozent. Bei Frauen treten Depressionen doppelt so häufig auf, besonders bei verwitweten. Auch auf diese Weise spiegeln sich erfahrene Trennung, Einsamkeit und nicht zufriedenstellende soziale Beziehungen wider. Versuchen wir, das Phänomen der Depression genauer zu beschreiben.

Wir kennen es alle: starkes Absinken der Stimmung, des Antriebs, des Interesses, der Leistung, der Konzentration, allgemein der Aktivität. Denkinhalte kreisen um Schuld, um Angst, Insuffizienz. Suizidalitätswünsche können sich einstellen. Gemeinsam ist die sog. „Anhedonie“, eine Unfähigkeit, Freude, Genuss, Zufriedenheit zu erleben. Da sind Trauer und psychomotorische Verlangsamung, Gewissensbisse und Sehnsucht nach der Vergangheit. Wir sind interesselos gegenüber der Gegenwart, die Gegenwart wird als leer empfunden. Wir haben Furcht vor der Zukunft, unsere Selbstwahrnehmung ist gezeichnet von Wertlosigkeit. Wir sind unfähig und/oder fühlen uns ohnmächtig. Überstark ist die Empfindung von Überdruss gegenüber nahe stehenden Menschen; wir sind nur aus auf eine Betäubung des Gefühlslebens. Die Stimme hat die Modulation und die Klangfarbe verloren, unsere Bewegungen sind träge, Haltung, Gestik, Mimik, alle körperlichen Erscheinungsformen haben sich verändert. Engegefühle, Herzrhythmusstörungen, Verdauungsstörungen, Anomalien des Ernährungsverhaltens, Appetitlosigkeit oder Heißhunger – all das sind Begleitumstände, die uns mehr oder weniger gleichgültig lassen. Wir sind in einem Zustand der Apathie.

In einem solchen Zustand ist auch der alte, dementiell erkrankte Mensch: Der Betroffene erfährt in einem frühen Stadium in aller Regel seine Einbußen sehr bewusst, vor allem die Schwächung seines Selbstwertgefühls, und dieses lässt ihn nutzlos für weitere gesellschaftliche oder familiäre Erfordernisse erscheinen. Diese Nutzlosigkeit erfährt der Betroffene als unumgänglich, er erfährt sie jeden Tag als Realität. Natürlich macht ihn das bedrückt und lässt ihm nur noch den Rückzug in eine eigene Welt (Klumpp 2001, 32). René Spitz hat diesen Rückzug unter dem Stichwort der „anaklitischen Depression“ beschrieben (1974). Und Frank Oswald (1996) und Hans-Werner Wahl (1994;

1995; 1997) spezifizieren, qualifizieren die Rückzugs- und Bindungsverluste. Sie machen – entgegen der vereinfachenden Gleichung „Altern = Bindungsverlust“ deutlich, dass solche Verluste nur im Gesamt der „Wechselwirkungen zwischen der alternden Person und ihrer Umwelt“ zu sehen sind (Wahl/Oswald 1998, 17). Sie nennen ihren Ansatz einen ökogerontologischen, der „die Bedeutung der ‚Kontextualität‘“ (S. 17) und darin „bedeutungsvolle, biographisch-personale Austauschprozesse“ (S. 21) hervorhebt, die sich von den lebenslang erarbeiteten Kompetenzen nähren. Diese können sich durchaus in neuer Umgebung bewähren. Wo die Kompetenzen des alternden Menschen aber gering sind oder seitens der Umwelt nicht gebraucht werden, ist eben dieser Mensch „den jeweils gegebenen Anforderungen der Umwelt ausgeliefert“ (S. 18). Eben diese Umwelt wird „als eine negative, den alten Menschen belastende Größe aufgefasst“ (S. 18). Was Oswald und Wahl als nicht notwendigen Prozess, vielmehr eher in Berufung auf Lehr (2000) als einen gesellschaftlichen Zuschreibungsprozess schildern und dabei geradezu eine bestimmte Deutung von Seiten der Umwelt ausmachen, mag dann ein wenig euphemistisch erscheinen, wenn tatsächlich die Kompetenzen des alternden Menschen im Heimalltag keine Rolle mehr spielen.

Was vielleicht der wesentlich verbleibende Wunsch des alternden Menschen war, nämlich seine Kompetenzen, seine Zuwendung einer nachfolgenden Generation zu übereignen, kann nicht mehr erfüllt werden. Im Gegenteil: Aus jenem Selbsterleben, nutzlos für die nachfolgende Generation zu sein, abgeschrieben, nicht mehr brauchbar, erwächst ihm eine psychische Verfassung, die oft schwer gestört ist. Wie können wir dem Phänomen der Depression hilfreich begegnen? Wir bedienen uns dabei eines Schemas (Seite 103, aus Menzen 1988, 162f).

Wo Selbstverlust, Schuldgefühl, Vernichtungsangst und wo aus der Angst der Wunsch erwächst, nicht mehr zu sein, wo vielleicht eine Mitteilung wie die folgende gemacht wird, da kann nicht nur der Therapeut, da kann besonders die Pflegeperson jene Zuwendung geben, derer der depressive Mensch eigentlich bedarf.

> „Das wird wohl heute mein letztes Mal hier sein“, sagt Herr J. zu seiner Runde, mit der er Karten spielt (Kasten 1999, Teil 11/4, 2). „Ja, hiermit möchte ich meinen Austritt bekannt geben. Ich möchte nicht, dass es so weit kommt, dass Sie nur noch aus Gefälligkeit gegen mich spielen.“

Depression

Begriff	Beschreibung	Psychodynamik	Persönlichkeitsstruktur
Urspr.: „Bedrückung"; heute: Begriffserweiterung (=Leere, Insuffizienz, Anklammerung) differentialdiagnostisch: 1) symptomat. Depression: Symptom einer somatischen Störung (z. B. nach Hirntrauma, bei Hirnarteriosklerose) 2) depressive Psychose (= endogene Depression) somatische und psychische Faktoren (z. B. nach Uterusextirpation)	Starkes Absinken von Stimmung/Antrieb/Interesse/Leistung/Konzentration/allg. Aktivität; Denkinhalte kreisen um Schuld/Angst/Insuffizienz; Suizidalitätswünsche; gemeinsam ist die sog. „Anhedonie" = Unfähigkeit, Freude-Genuss-Zufriedenheit zu erleben; Trauer und psychomotorische Verlangsamung; Gewissensbisse und Sehnsucht nach der Vergangenheit; Interesselosigkeit gegenüber der Gegenwart; Gegenwart wird als leer	Pathologische Antwort auf Verlusterlebnisse (vgl. Freud: Trauer und Melancholie, 1917): 1) *Ich-Hemmung:* Wie in der Trauerreaktion eine Ich-Einschränkung, die hier den Charakter eines primitiven Abwehrmechanismus hat, die zu einer Herabsetzung der Selbstachtung führt, zur Störung des Selbstwertgefühls. Was zu Sicherungsverhalten gegenüber möglichen realen oder imaginären	Nicht wie in der Angstneurose, wo es um die Existenz durch den Verlust des Sicherheit bietenden Objekts geht, geht es bei der Depression *um den Verlust der Liebe/Anerkennung/Aufwertung bietenden Objekte:* Der Depressive hat faktisch oder symbolisch einen Objektverlust und/oder eine narzisstische Traumatisierung/Kränkung erlitten. Das setzt voraus: Eine labile narzisstische (Selbst-)Homöostase u. extreme Abhängigkeit von äußeren

Begriff	**Beschreibung**	**Psychodynamik**	**Persönlichkeitsstruktur**
3) neurotische Depression: Überwiegen der psychogenen Faktoren (= „depressive Reaktion" auf äußere Belastung; = „depressive Verstimmung": starke Zurücknahme der aktiven Lebensimpulse und der Stimmungslage).	empfunden; Furcht vor der Zukunft; Selbstwahrnehmung von Wertlosigkeit (Unfähigkeits- und/oder Ohnmachtsgefühle); Empfindung von Überdruss für Angehörige; Betäubung des Gefühlslebens; „Psychomotorische Verlangsamung": Stimme verliert Modulation u. Klangfarbe, Trägheit der Bewegung, Veränderungen der Haltung/ Gestik/Mimik; körperliche Erscheinungsformen: Engegefühle, Herzrhythmusstörungen, Verdauungsstörungen, Anomalien des Ernährungs-	Verlusten führt (vgl. Beisp.: Hoffm.-Hochapf. S.102-3). 2) *Aggression/ Autoaggression:* Mobilisierung von Aggression gegen Verlust oder Kränkung; hier bes. als Wendung der A. gegen das eigene Selbst (Autoaggression). Wie das Kleinkind, das seine Wut wegen Verschlechterung seiner subjektiven Situation nicht äußert, wehrt der Depressive seine Aggression autoaggressiv ab: Selbstvorwürfe, -anklagen, Nahrungsverweigerung,	Selbstobjekten. *Keine gute phasengerechte Internalisierung von inneren Objekten* (diese Objekte waren entweder nicht vorhanden oder ambivalent besetzt) = Beziehungsstörungen im frühkindl. Alter: diese führen zu einer Verunmöglichung späteren Ausgleichs von Verlusten/ Kränkungen z. B. durch normale Trauerreaktion; statt dessen: *Stabilisierung* durch Leistung (vgl. Alice Müller: Das Drama des begabten Kindes). Die Fixierung an eine frühe Stufe bedingen ein *strenges,*

	verhaltens (Appetitlosigkeit oder Heißhunger)	Suizid (je größer die Selbstbestrafung, desto intensiver die Wut, desto massiver die Aggressionsphantasien ...) 3) *Introjektion:* Identifizierung mit bestimmten Aspekten des verlorenen Objekts (Mentzos 1984, 186) 4) *Narzisstische Kränkung und Rückzug in Größenphantasien:* (= wahnhaft i. d. depressiven Psychose)	überfordernde des *Über*-Ich, bedingen eine Zwangssymptomatik (Mentzos 1984, 188) Variante: „Anaklitische Depression“ (vgl., R. A. Spitz, 1972): Anhänglichkeit, Weinerlichkeit, Hilflosigkeit, physischer und psychischer Zusammenbruch ...

Die tiefgehenden Verlusterlebnisse, die den alten Menschen zum Rückzug bewegen, bedürfen vor allem der verstehenden Zuwendung:

> „Ich verstehe Ihr Gefühl, dass sich an Ihrem Zustand nichts mehr ändern wird. Dennoch weiß ich aus Erfahrung, dass unter der hier begonnenen Behandlung diese depressive Erkrankung abklingen wird. Damit wird auch Ihr Lebensmut wiederkehren.“ (Heuft et al. 2000, 137)

Was hier seitens des behandelnden Arztes anklingt, ist eine Art verstehender Akzeptanz. Die Tür, die aus der Situation herausführt, sagen die Autoren (2000, 138), kann nur gemeinsam gefunden werden. Wir werden sehen, dass die Erfahrung des eigenen Selbstwertes wieder erarbeitet werden muss.

6.4 Therapeutisches Angebot: Tiere als Helfer

Mit den folgenden Bildern vermitteln wir eine Erfahrung, die sich zugegebenermaßen aus einer Hilflosigkeit ergab. Was sollten wir tun in der nächsten Gruppenstunde? Alle Vorschläge waren verbraucht. Und die supervisorische Erkenntnis, nicht allzu vorplanend, eher neugierig und offen auf die Gruppe der Frauen zuzugehen, war in den Wind geschlagen. Wir nahmen uns aus Verlegenheit vor, das kleine Tiergehege gemeinsam zu besuchen, das in der Nähe lag. Und dann machten wir eine umwerfende Erfahrung, die es wert ist, weitergegeben zu werden.

Die alten Frauen waren zunächst irritiert, auch ein wenig verängstigt ob der neuen Situation. Mit alten und verwirrten Menschen ins Auto zu steigen und irgendwohin zu fahren, kann panische Ängste auslösen. Schließlich saßen wir zwischen den Ziegen und wussten nicht, wie wir damit umgehen sollten. Aber einer Gruppe kleinerer Kinder bereitete es große Freude, den älteren Frauen behilflich zu sein. Sie brachten die kleinen Ziegen, legten sie den alten Frauen auf den Schoß und fingen an, die Tiere zu streicheln. Von diesem Moment an war der Bann gebrochen.

PET-oder Streichel-Therapie (engl. to pet = streicheln oder: AAT = Animal Assistant Therapy) ist ein Rehabilitationsangebot, das wir von diesem Tag an für uns und die alten Menschen entdeckten. In den USA schon länger praktiziert, werden in der PET-Therapie Tiere inzwischen auch in Deutschland eingesetzt, um Formen von Kommunikation, die ansonsten nicht möglich sind, einzuleiten. Die Erfahrungen, die wir machten, erstaunten: Eine der von uns betreuten älteren Damen fing plötzlich an, nach langen Jahren des Schweigens wieder zu sprechen. Auch wenn in den nächsten Monaten nur Mehrwortsätze von ihr zu hören waren, hier auf der Wiese mit den Ziegen bildete sich die Blockade erstmals zurück.

Aus der Forschung der PET-Therapie ist bekannt, dass der physische Umgang mit Tieren durch Streicheln, Bürsten, Festhalten, Spazieren-Gehen, Spielen etc. nicht nur kompensatorisch eine Art sozialer Befriedigung verschafft. Er versetzt auch nicht nur in eine Verantwortlichkeit dem Lebewesen gegenüber. Er ruft ohne Leistungs- und Erwartungsdruck spielerisch eine Beziehung ins Leben, die durchaus Ansprüche stellt und nach Beobachtung, aktiver Auseinandersetzung, körperlicher Präsenz und stressreduziertem Umgang geradezu verlangt. Und über ein solches angstfreies, bedingungsloses, uneigennütziges, spielerisches, persönlich zugewandtes und akzeptierendes Agieren konnte die Praxis der PET-Therapie Erfolge vermelden, die anderen Therapieformen vorbehalten blieb (Jonas 2000).

Der Lohn für diese Möglichkeit, die wir eröffneten, waren so wache, konzentrierte, erinnerungs- und gesprächsbereite, auch dankbare Menschen, wie wir sie vormals nicht gesehen hatten. Aufgrund dieser unserer Erfahrungen, die wir auf der Ziegenwiese gemacht haben und aufgrund der Tatsache, dass die alten Menschen auf einmal anfingen, über Vergangenes, über aufkommende Erinnerungen zu reden, – aufgrund dessen fingen wir in unserem Projektstudium noch einmal an, über die sog. Biografiearbeit nachzudenken, über eine Arbeit, die das Nonplus-ultra der Altenarbeit zu sein scheint, die sich aber in unserer Erfahrung aufgrund der auch leidigen Erinnerungen, die hochkamen, nicht immer bewährt hat. Wir werden in Kapitel 7 darüber berichten.

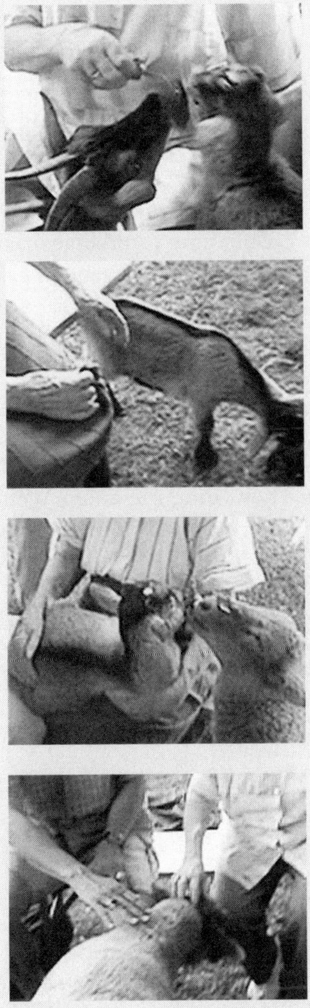

Abbildungen 46–49: Tiere als Helfer: PET-Therapie

Vielleicht sei an dieser Stelle an das Wort von Wahl und Oswald (1998, 17), an „die Bedeutung der Kontextualität" erinnert, die, da zuweilen im Heimalltag wenig fordernd, hier inmitten der Tiere auf der Ziegenwiese sozial herausfordert, eine Antwort sozialer Art verlangt. Unsere Erfahrungen mit diesem Projekt führten in Zusammenarbeit mit der gerontopsychiatrischen Einrichtung zu dem Plan, ein kleines Tiergehege vor der Einrichtung zu bauen und die Tiere je nach sozialer Verträglichkeit über den Sommer auszuleihen, zu „leasen" (die Leitung des Geheges stimmte begeistert diesem Unterfangen zu), um den Prozess, den das Projekt eingeleitet hat, der Gesamteinrichtung zugute kommen zu lassen. Während die ersten Schritte der Umsetzung eingeleitet sind, scheint eine bessere theoretische Untersuchung darüber angesagt, „Tiere als therapeutische Begleiter“ (Otterstedt 2001) der alternden und zuweilen schwer verwirrten Menschen einzusetzen. Bergler (2000) wies in einer Studie über den Einfluss von Tieren auf die gesundheitlichen Risikofaktoren älterer HeimbewohnerInnen den signifikanten Abbau von Einsamkeitsgefühlen und eine deutliche Zunahme von Alltagsfreude nach. Eine gründliche theoretische Einbettung der vorliegenden Erfahrungen scheint deshalb dringend.

Tanja Hoff (2004) vom Institut für Angewandte Psychologie und Sozialforschung Hoff & Berger berichtet, welche soziale und emotionale Bedeutung die Haltung eines Tieres im Alter haben kann. Die Tabellen 3 und 4 geben ihre Befragungsergebnisse wieder und zeigen, wie sich die Haltung eines Wellensittichs auf das Erleben von Alltagsfreuden und von Einsamkeit bei Heimbewohnern auswirkt. „Keiner der Senioren, die einen Wellensittich bekommen hatten, wollte ihn nach der zweiten Befragung zurückgeben“, berichtet Tanja Hoff (2004).

Tabelle 3: Erleben von Einsamkeitsgefühlen bei Heimbewohnern mit und ohne Heimtier (nach Hoff 2004)

Häufigkeit von Einsamkeitsgefühlen	**Heimbewohner mit Wellensittich (n = 100)**	**Heimbewohner ohne Wellensittich (n = 100)**
selten	95 %	25 %
häufiger	5 %	75 %

Tabelle 4: Erleben von Alltagsfreuden bei Heimbewohnern mit und ohne Heimtier (nach Hoff 2004)

Häufigkeit kleiner Alltagsfreuden	**Heimbewohner mit Wellensittich (n = 100)**	**Heimbewohner ohne Wellensittich (n = 100)**
selten	27 %	46 %
häufiger	73 %	54 %

7 Rekonstruktion des Verlorenen

Im Falle der beeinträchtigten Erinnerung empfiehlt der Wissenschaftler Dominique Muller vom Institut für Neuropharmakologie an der Universität Genf, mit wiederholten intensiven Reizen Gedächtnisspuren im Gehirn zu erzeugen (TV-Sendung im November 2000, siehe auch Madani et al. 1999). Und er meint, dass die sich verändernde Axon- bzw. Membranstruktur der Dendriten und Synapsen bei vielfacher Anregung ausgeweitet werden könne. Trainingsverfahren mit Schlaganfallpatienten bestätigten seine Hypothesen. Wir ziehen aus dieser neurologischen Erkenntnis die Schlussfolgerung, dass es für die Betreuung dementer Menschen wichtig sei, die Behaltens-, Erinnerns-, Wiederholens-, Reproduktions- und Verstärkungsleistungen der verschiedensten Hirnstrukturen mit allen uns zur Verfügung stehenden Mitteln zu fördern.

Einen Vorbehalt an der ausschließlich neurologischen Betrachtung des Vergessens hatten wir schon ausgesprochen. Wir verwiesen auf die Forschungen des Freiburger Klinikteams „Integrierte Medizin" (Uexküll et al. 2002), die von einem mentalen Abschalten angesichts eines traumatisierenden Umstands sprechen (Bauer 2002b, 174; Emmerich/Sauer 2002). Argumentation und Beweislage dieser Forschungsgruppe sind so überzeugend, dass die These einsichtig ist, dementierende Patienten seien „bereits in ihrer seelischen (Selbst-)Entwicklung traumatisiert" worden und es habe biographisch „kein markantes Gefühl der eigenen Identität entstehen" können (Bauer 2002b, 175).

Mit den bisherigen Beispielen therapeutischer Angebote folgten wir vordergründig eher der neurologischen, sprich: der die psychosozialen Aspekte ausklammernden Erkenntnis: Es wurde gestalterisch praktiziert, mit Spaß trainiert, was behaltenswert war. Es wurde diskutiert und verstärkt, was sich konkret erinnernd zeigte; reproduziert, was vielleicht schon vergessen war. Vordergründig heißt, nicht außer Acht lassend, dass alle Projekte hauptsächlich den abhanden gekommenen Selbstwert, die Wiedererlangung der Identität der Betroffenen im Auge hatten – eingedenk der erwähnten Tatsache, dass die Klienten entsprechend dem Piagetschen Entwicklungsfortschrittsmodell regrediert schienen.

Wir wollen im Folgenden Hinweise diskutieren, die auch für altersverwirrte Menschen mit Behinderung entwickelt worden sind.

Die Hauptfrage des folgenden Abschnitts wird dabei sein, wie wir Biographie-, sprich Erinnerungs-, d.h. identitätssuchende Arbeit leisten können, um die Betroffenen in deren Selbstbewusstsein zu stärken.

7.1 Zeit des Erwachens – Biographiearbeit mit alten Menschen

Das Qualitätshandbuch „Demenz“ spricht von einem „Türöffner“ (KDA 2001, I/32): Es bezeichnet die Biographiearbeit als eine der elementarsten Umgangsformen, und das nicht nur mit dementiell erkrankten Menschen. Tatsächlich ist die Feststellung nicht von der Hand zu weisen, dass wir mit Menschen nur dann wirklich kommunizieren, wenn wir versuchen, sie in ihrer Herkunft, sie in ihrer Lebensgeschichte zu verstehen.

Wie sehr diese Art des kommunikativen Vorverständnisses, das erarbeitet sein will, von dem Kontakt zu den Angehörigen abhängt, haben wir in Kapitel 5.1 gesehen: Im Gespräch mit den Angehörigen erfahren wir das, was vertraut ist, quasi ins Gedächtnis der gesamten Familie eingeprägt. Familienbilder können der Code sein, um den Türöffner der verstellten Vorstellungswelten zu bedienen. Einfälle, Assoziationen, behutsam ins Spiel gebracht, können durchaus hilfreich sein. Fragen, was das Leibgericht war, wie der Heimatort aussah, was die Betreute in ihrem vormaligen Leben motivierte. Sprichwörter, Witze, Floskeln haben hier ihren Platz. Und bei allem geht es darum, die Szenen des Betroffenen menschlich nah und greifbar da wieder einzufangen, wo sie von der Erfahrung Immer-gleicher-Gänge-und-Türen, Immer-gleicher-Pflegeprozeduren, Essensverrichtungen, Ausscheidungs- oder Säuberungsvorgänge verstellt sind.

Es ist nicht verwunderlich, dass diese Methode ähnlich dem ROT auch kritiesiert wurde. Wenn sie strikt und ohne auf die Besonderheiten der Betroffenen achtend, eben inhuman, angewandt wird, werden unbesonnen alle möglichen Erinnerungen wach, auch die negativen, bitterbösen, auch die Traumen der Familie. Mit Recht fordert das KDA-Qualitätshandbuch (KDA 2001, I/32), dass biographisch unterstützte Erinnerungsarbeit von einem validierenden Verhalten begleitet wird, also von einem akzeptierenden und wertschätzenden Verständnis, das besonders die Gefühle achtet, die mit den Erinnerungen verbunden sind (KDA 2001, III/34). Angesichts der kognitiven Beeinträchtigungen bei Demenz müssen die Erinnerungen an belastende, traumatische Erfahrungen nicht sein – wir können durchaus die freudigen Ereignisse wach werden lassen. Dagmar Müller nennt in einer Zusammenfassung der vielfältigen Formen der Erinnerungsarbeit solche belastenden Formen von Erinnerung „Obsessives Erinnern“ (Müller 1994, 99). Das KDA-Handbuch meint, dass „das Gespräch über tabuisierte und belastende Ereignisse … die Kompetenz der Mitarbeiter und auch der Angehörigen überschreiten“ kann. Es empfiehlt: „Tasten Sie sich nur vorsichtig heran und sprechen Sie bestimmte Themen lieber nicht an, wenn Sie sich nicht zutrauen, mit den Gefühlen des älteren Menschen umgehen zu können.“ (KDA 2001, I/36)

Wir haben schon mehrfach daraufhingewiesen, dass wir traumatisch besetzte Inhalte nicht ohne Not und Kompetenz anrühren sollten. Es ist nicht schwer, darauf zu achten, welche Themen angenehm oder eher unangenehm sind. Es ist nicht notwendig, misslungene biographische Lebensläufe, schlechte Schulabschlüsse, gescheiterte Ehen, in den Augen der Betroffenen missratene Kinder, unbefriedigende berufliche Karrieren anzusprechen. Wir sollten unsere begleitenden, pflegerischen Maßnahmen nicht mit psychotherapeutischen verwechseln. Ganz nebenbei gesagt: Auch die Psychotherapie würde solche Interventionen nicht befürworten. Dagmar Müller fasst die Formen von Erinnerungsarbeit unter folgenden Aspekten zusammen:

1. das einfache Erinnern oder die „simple reminiscence“, die sich spontan herstellt;
2. das informative Erinnern, das aus erzählerischer Freude heraus Dinge aus dem Leben preisgibt;
3. das evaluative Erinnern, das im Laufe des Erinnerungsprozesses die erzählten Dinge neu ordnet, neu gewichtet;
4. das schon genannte obsessive Erinnern, das ereignishaft das Bewusstsein des alten Menschen besetzt hält;
5. das dazu im Widerspruch stehende wertschätzende Erinnern, das im Gegensatz zum obsessiven eher zu pflegen ist;
6. das bedauernde Erinnern, das sich von vorgefassten Meinungen, die der inneren Abwehr dienen, verabschiedet;
7. das verlust-orientierte Erinnern, das den neuen Lebensabschnitt im Heim akzeptieren lernt;
8. das rückblickend zusammenfassende Erinnern („Life Review“), das den Erinnerungsprozess strukturiert und anleitet. (Müller 1994, 99)

Wie das Qualitätshandbuch des KDA (2001, I/36) eindringlich anmerkt, sollte jede Form der Erinnerungsarbeit freiwillig sein, nicht aufgenötigt oder durch das vorgelegte Material abgehandelt. Und auch wir müssen in unseren Projekten darauf achten, dass wir nicht unbedacht wie der sprichwörtliche Elefant im Porzellanladen in die Lebensbilder unserer Betreuten hineinstürmen. Wir sollten uns also darum bemühen, die Biographien unserer Klienten zu kennen.

Die Methode der biographieunterstützten Erinnerungsarbeit wird auch „Reminiscence“ genannt. Sie führt uns in den angloschsischen Praxisbereich, aus dem wesentliche Impulse für unsere Arbeit kommen, wie das Beispiel in Kapitel 7.4 berichten wird.

7.2 Ausflüge in die Vergangenheit – Vom Riechen, Schmecken, Tasten und Sehen

Biographiearbeit mit alten Menschen, d.h. im englischen Sprachgebrauch: Reminiszieren, also Erinnerungsarbeit zu leisten, biographiegestützte Hilfestellungen zu geben. Es geht hauptsächlich um die individuelle Lebensgeschichte des alten Menschen, die als umfassende Gedächtnisdokumentation nicht mehr verfügbar ist. Es geht darum, Bezüge wiederherzustellen, die Teile eines Lebens wieder als Ganzes vermitteln.

Eine solche Biographiearbeit ist zuerst in den USA entwickelt worden: Robert N. Butler veröffentlichte 1963 einen Beitrag mit dem Titel „An Interpretation of the Reminiscence in the Aged“. Sein Konzept des „life review“ suchte lebensrückschauend mit den Betroffenen den Sinn des vergangenen Lebens, die eigene Identität, versuchte auch interpretatorisch Widersprüche aufzuheben. Dagmar Müller gab mithilfe des Kuratoriums Deutsche Altenhilfe dreißig Jahre später in Deutschland eine Broschüre heraus, die sich auf die Unternehmung Butlers bezog (Müller 1994). Sie fußt auf den Praxis- und Literaturrecherchen in den USA, berichtet von den ersten Veröffentlichungen in den 50er Jahren, von dem aufkommenden ROT-Konzept Taulbees und Folsoms (1966) und von dem Beitrag Butlers, der den bisherigen Fatalismus in der Altenhilfe revolutionierte:

> „Butler revidiert die bisherige Ansicht, das In-Erinnerungen-Schwelgen alter Menschen sei ein Zeichen von Regression und Senilität. Vielmehr sieht er das Überdenken und Neustrukturieren von Lebenserinnerungen als normalen und sogar notwendigen Prozess an.“ (Müller 1994, 1)

Sie erinnert daran, dass die berühmten Reminiscence-Studien R. J. Havighursts und Glasers (1972) als Antwort auf die Veröffentlichung Butlers entstehen und der therapeutischen Verwertbarkeit vorarbeiten. Havighurst und Glaser suchten 1972 zu definieren:

> „All of us from time to time look back over our lives, recalling people and events, thought, and feelings. Sometimes such recall comes unbidden, as idle thoughts or daydreams. Sometimes we purposely think back, trying to remember and reconstruct. Such retrospection, both purpossive and spontaneous, may be called reminiscence." (1972, 245f)

Erinnerungen, positiv wie negativ getönte, werden in dem vorgeschlagenen Verfahren wach. Die positiv getönten, in der Regel gut gelernt, werden bevorzugt. Wie uns die Bindungstheorie zeigt, vermitteln gerade die positiven Erinnerungen Ressourcen, die ansonsten kaum verfügbar sind (Crittenden 1996). Gerade die positiven erregen unsere Frontalhirnregionen, besonders jene im vorderen Schläfenlappenbereich; „dabei übernimmt anscheinend die rechte Hemisphäre die Aufgabe, autobiographische Begebenheiten wieder präsent zu machen, während die linke hilft, faktische Kenntnisse – also alles nichtgefühlsbeladene Wissen – aufzurufen" (Markowitsch 1997, 32). Die negativen und stresserzeugenden Erfahrungen sind dagegen und in der Regel nach heutiger Erkenntnis dafür verantwortlich, dass die hippocampischen, für die Einspeicherung und das Erinnern wesentlich zuständigen Gedächtnisareale klein bleiben und weniger verfügbar sind (Spitzer 2001). Gerade diese Erkenntnis scheint wichtig im Hinblick darauf, wann, was und mit wem wir uns zurückerinnern.

Anknüpfungspunkte sind Lebenszusammenhänge, die als positive Gefühle wiederbelebt und so weiter identitätsbildend sein können. In der Art eines Erzählspiels, in dem wir assoziieren, in dem wir das Assoziierte auch einmal praktizieren, singen, nachspielen, erleben, wird an die Familie, an die Schule, wird an die ehemalige umgebende Sozietät, Nachbarschaft, Peer Group, wird an die Berufs- und Arbeitsgruppen erinnert, wird da weitergesponnen, wo nur noch Erinnerungsfetzen vorhanden sind (Osborn et al. 1997).

Die Ausflüge in die Vergangenheit, in die familiäre, schulische, berufliche, freundschaftliche Situation können wieder Rahmen, können wie eine Art Behälter (engl. Container) sein, in dem das lose Verbundene wieder Gestalt annimmt. Und solch einen Rahmen brauchen gerade die, die sich in einer biographisch losgelösten Situation befinden, die im Heim, in der Klinik von allen Erinnerungspuren abgeschnitten sind – und deren neuronalen Netzwerke in weiten Bereichen zusammengebrochen sind.

Wenn Menschen mit typischen Alterskrankheiten in die Klinik, später vielleicht in ein Heim eingewiesen werden, vielleicht aber auch aus mehr oder weniger freiem Entschluss umziehen, lassen sie Spuren zurück, an die sie sich schwer noch erinnern. Angesichts der neuen Erfahrungen, Umstellungen, der vielfältigen Stresssituationen, personalen und lokalen Trennungen werden möglicherweise sogar Traumen reaktiviert, die schon lange zurückliegen. Wie kann in dieser Situation die biographische Geschichte des eigenen Lebens sinnvoll sein, vielleicht sogar Krankheit und soziale wie biologische Abkapselung verhindern (Emmerich/Sauer 2003)?

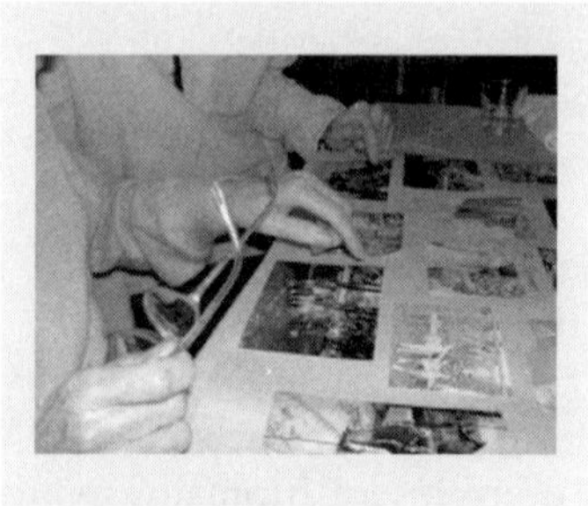

Abbildung 50: Erinnerungsarbeit mit den Fotos unserer Projekte. Einblick in ein gerontopsychiatrisches Setting

Wir erinnern uns, dass die Überlebenszeit der alten Menschen im Heim nur zwischen 2;5 und 5 Jahren (je nach Bundesland) liegt (Heuft et al. 2000, 124f) In diesen Prozess der sozialen und psychischen Isolierung sind Betroffene und Helfer, Pflegekräfte, Mitarbeiter eingewoben sind, die alle in diesem Wechselspiel von Tod und Leben stehen.

Wie heilbringend oder unheilvoll für das Überleben der Betroffenen ein Pflegeteam sein kann, beschreibt schon Corry F. M. Bosch (1998). Sie hatte bei ihren Beobachtungen den Eindruck, dass Pflegekräfte generell die Außenorientierung der dementierenden Männer (Akzentuierung von Arbeit und Vereinsleben) eher wohlwollend, die Innenorientierung der dementieren Frauen (Akzentuierung des Zuhauses und der damit verbundenen Pflichten) eher ablehnend bewerten. Die Ergebnisse gerade dieser Forschung von Corry Bosch machen uns auf einen wichtigen Umstand aufmerksam: Einerseits wäre es sinnvoll, angesichts der gravierenden Erlebnisse der Betroffenen auch die Vorstellungen, Phantasien der Pflegekräfte in den Übergabeprotokollen zu verzeichnen; andererseits hat es sich als hilfreich herausgestellt, in solchen Protokollen (wie dem sog. „Kartex“) einen sachlichen Dokumentationsstandard durchzuhalten. Es ist sicher wichtig zu erwähnen, dass wir die Erinnerungen der von uns Betreuten zuweilen innerlich aus den verschiedensten Gründen ablehnen. Solches Zugeständnis gehört jedoch allenfalls in die Teamsupervision, in der die Gefühle, mit denen wir auf die zu Pflegenden reagieren, ihren gesicherten Platz haben.

Reminiszieren kann eine Hilfe sein. Es bedeutet, eine neue Seite des Lebens zu eröffnen – einen neuen, aber auch einen bekannten sozialen Zusammenhang durch Bilder und Töne wieder herzustellen, wie Professor Schecker vom „Neurolabor Freiburg“ zusammenfasst (Demenztagung in Freiburg 2001). Wenn erzählt wird, wenn gesungen wird, wenn die alten Sprüche und Gedichte an dem Tisch der kleinen Gruppe alter Menschen laut werden, dann kommen Erinnerungen auf. Dann kommt auch das Gefühl auf, dass ich es ja bin, der noch etwas weiß, der noch etwas beizutragen hat, der sich hier platziert. Töne, Melodien, Bilder, Gerüche oder ein bestimmter Geschmack, – wenn die Erinnerungen wach werden, steht da eine Situation im Raum, tauchen wir ein in eine Zeit, über die wir vielleicht schon bald wieder ein wenig mehr verfügen.

Die 10-Minuten-Aktivierung – eine Methode der Erinnerungsarbeit

Das Qualitätshandbuch des KDA berichtet von einer Methode, die es wert ist, hier erzählt zu werden: (vgl. KDA 2001, I/63f; vgl. Zähringer 2001, 157f): Diese Methode für die Erinnerungsarbeit mit alten Menschen und Demenzkranken hat inzwischen mannigfache Bestätigung erfahren. Wir sprechen von einer Form der Aktivierung des Langzeitgedächtnisses, in der Erinnerungsimpulse in Form eines Schlüsselreizes gesetzt werden. „10-Minuten-Aktivierung“ heißt diese Methode. Sie ist von Ute Schmidt-Hackenberg entwickelt worden. Sie bezieht biographisch-sozialisatorische Aspekte mit ein und greift zurück auf alle jene Gegenstände, die wir aus dem Umkreis unserer früheren Arbeit kennen. Was die Hausfrau an Küchenutensilien und Küchengeräten angesammelt hat, was der Hausmann in seiner Werkstatt gehortet hat, das alles findet unter Umständen Platz in einer Kiste, sozusagen in einer Schatztruhe, die wir in der Gedächtnistrainingsgruppe einsetzen und sozusagen als Türöffner gebrauchen. Es ist erstaunlich, welch tolle Geschichten und wie viel Wissen aus dem Griff in die Kiste zustande kommen. Es geht nicht um einzelne Begriffe, die erraten werden sollen. Es geht nicht um eine abstrakte kognitive Leistung des Erinnerns. Die Gegenstände, die gefühlt, ergriffen und gespürt werden können, sollen emotional und sinnlich nacherlebt werden. Und die eigene Vergangenheit im Umgang mit diesen Dingen soll ergriffen, begriffen werden. Jener Hammer, den ich jetzt in einer Hand wiege – wann habe ich ihn zuletzt gebraucht, wozu habe ich ihn benutzt? Und jenes Nähzeug, mit dem ich vor Jahrzehnten noch die Socken gestopft habe – wie vertraut ist es mir noch? Mit dem Griff in die Kiste wird die eigene Vergangenheit wieder fassbar. Und es werden die Zugangswege zu den alten Erfahrungen wieder freigelegt, sie werden nicht einfach erinnert, sie werden sinnlich, d. h. in der Berührung, im Geruch, mit den Augen wieder erfasst. Nicht einfach erinnert, das heißt: Eine sinnliche Erfahrung zieht die andere nach.

Franziska Zähringer (2001) erzählt uns, wie sie ihre Taschentuchkiste mitnimmt, der von ihr betreuten alten Frau hinreicht und dann erfährt, wie diese Vertreterin einer älteren Generation einen ganz anderen Bezug als wir heute zu einem Taschentuch hat: *Diese* Frau erinnert sich an die Spitzentaschentücher, die sie bei ihrer ersten heiligen Kommunion erhält, erinnert sich an das Material, aus dem diese Spitzentaschentücher gemacht sind. Und sie erzählt von den einfachen Sackleinentaschentüchern, die werktags benutzt wurden – erzählt dies uns, den Papiertaschentücher-Benutzern.

Die 10 Minuten Aktivierung vermag auf ein unerschöpfliches Material zurückzugreifen: Wenn einmal die Küchengeräte ausgepackt sind, wenn sie dann auf dem Tisch nebeneinander stehen, geradezu mit Aufforderungscharakter die hippocampischen Gedächtnisareale des Gehirns animieren, das was in den Außenbezirken des Gehirns langzeitmäßig angelagert ist, zu aktivieren – dann fliegt ein Lächeln über das Gesicht der alten Frau, und sie fängt an, in den vergilbten Seiten der alten Zeiten zu schwelgen; dann fängt sie an, darüber nachzudenken, was sie mit jenen Maschinen angestellt hat, wer da mit an dem Tisch saß, als sie die gefüllte Kalbsbrust aus dem Backofen gezogen hatte, und wie köstlich jener Braten geschmeckt hat. Und während dieses lächelnde Erinnern sie ergreift, habe ich das Gefühl, dass sie ganz bei sich ist. „Wenn ein alter Mensch stirbt, verbrennt eine Bibliothek“, so ein afrikanisches Sprichwort, das ich in der Arbeit von Franziska Zähringer (2001, 159) lese.

7.3 Erinnerungsarbeit in der Praxis

Die Autorinnen Osborn, Schweitzer und Trilling haben 1997 eine „Anleitung zur Biographiearbeit mit alten Menschen“ herausgebracht. Sie versuchen im Londoner Stadtteil Blackheath und im Rahmen des von ihnen 1983 gegründeten Vereins „Age Exchange“ in einem „Zentrum der Erinnerungen“ an die Erfahrungen der alten Menschen anzuknüpfen. Ein Ladengeschäft in einer belebten Einkaufsstraße bietet Artikel aus den 20er, 30er, 40er Jahren an. Sonderausstellungen heben besonders verallgemeinerbare Alltagserfahrungen heraus. In dem dem Geschäft angeschlossenen Café versammeln sich gerne alte Menschen, um bei Getränken und Kuchen in alten Erinnerungen zu kramen. „It's not a memory-clinic, it's a party“, sagt Pam Schweitzer, die Leiterin (KDA 2001, I/62).

Mitarbeiter des Zentrum gehen auch mit sog. Erinnerungskoffern in die Tagesstätten, Heime und Kliniken Londons, machen zeitgeschichtliche Projekte mit Schülern und Lehrern. „Lebensboxen“ nennen sie diese Koffer. Erzählungen mitten aus dem Leben wollen sie auspacken helfen. Und die Erzählungen der Alten bieten wiederum das Material, um „Age Exchange“ zu seinem Ruf als Theaterwerkstatt zu verhelfen: Drei bis vier Theaterstücke entstehen im Jahr; sie werden von der EU teilweise finanziert und EU-weit exportiert. Die Musik hat hierbei in der Art von musical-ähnlicher Unterhaltung inzwischen einen hohen Stellenwert.

Das Londoner Reminiscence-Projekt

Das Londoner Reminiscence-Projekt mit seinen 20 Mitarbeitern hat europaweit Nachahmung gefunden. So haben Freiburger Heilpädagoginnen sich daran gemacht, ein Erinnerungsspiel zu konstruieren, das die vorgeschlagenen und zu erinnernden Themenkomplexe wie „Familie, Hausarbeit, Kinderspiele, Reime und Kinderlieder, Schule, Nachbarschaft, Feiern und Festtage, Ausflüge, Mode, Ausgehen, Arbeitsleben, verliebt-verlobt-verheiratet“ aufnimmt und mit Spielkarten, die im Rahmen eines Mensch-Ärgere-Dich-Nicht-Spiels erwürfelt und jeweils aufgedeckt werden, erinnert und ausgestaltet. Analog der Erinnerungs-Koffer-Idee der Londoner Mitarbeiter geraten da Hochzeitsfotos, Brautschleier, Brautkranz und Gesangbuch auf den Tisch, werden im thematischen Zusammenhang Komplexe eines vergangenen Lebens wieder wach (siehe Kapitel 7.4).

Eine 75-jährige Schauspielerin des Berlin-Schöneberger „Theater der Erfahrungen“, in dem sich vornehmlich ältere Laienspielerinnen zusammengetan haben, berichtet von vergleichbaren Lebensreinszenierungen (Bittner/Kaiser 1996, 219f):

> „Und was muss ich spielen? Die Frau Reich, die alte Zimtzicke in diesem Garten ... Aber was zieh ich an? Hab ich so was fürn Garten? Ich hab doch keinen Garten. Fürn Balkon. Da zieh ich doch nichts besonderes an. Aber fürn Garten? Denk dran, du bist biestig. Legst du Wert auf das Äussere? Oder nur praktisch? ... Sie buddelt ja dauernd. Ihr Garten ist auch toll in Ordnung. Also muss sie dauernd Unkraut rupfen. Da wird sie nicht drauf achten, was sie an hat. Ach die Haare ... die Haare, die dürfen der nicht ins Gesicht fallen. Vor allem es ist ja immer windig im Garten. Meistens. Kopftuch? ... Nee, ... Kopftuch, das haben alle ... Hmmm."

So kreieren die alten Leute, die sich im Laufe ihrer Organisationsgeschichte „Graue Zellen" nennen, unter Anleitung, inszenieren sie nach den täglichen Ehekrach oder die Eindrücke vor dem Arbeitsamt, „immer liefern alltägliche Geschichten das Material für die Szene" (Bittner/Kaiser 1996, 32).

Das Projekt „Person-Centered Planning for Later Life. A Curriculum for Adults with Mental Retardation"

„Person-Centered Planning for Later Life. A Curriculum for Adults with Mental Retardation" (Sutton et al. 1994) ist ein amerikanischer Lehrgang, der sich an dem Konzept des Empowerment orientiert. Er wird derzeit von der Bundesvereinigung Lebenshilfe e.V. propagiert (vgl. Havemann et al. 2000). Freiburger Heilpädagoginnen praktizieren ihn in einer Einrichtung für Menschen mit Behinderung, hier besonders für jene, die alt geworden und von Demenz beeinträchtigt sind.

Der Lehrgang umfasst Arbeitseinheiten, die die Lebens-, Beziehungs- und Entwicklungsräume des alternden und verwirrten Menschen mit geistiger Behinderung betreffen und, wo nötig, verändern wollen. Sie sprechen folgende Themenkomplexe an:

1. Kennen lernen
2. Entscheidungen treffen
3. Rechte und Pflichten
4. Gesundheitsbewusstsein
5. Körperbewegung
6. Körper und Gesundheit
7. Freizeitbeschäftigung
8. Arbeitsplanung und Ruhestand

9. Freundschaften und soziale Netzwerke
10. Wohnsituation
11. Lebensziele

Der Lehrgang will dem alternden behinderten Menschen helfen, seine Lebens-, Beziehungs- und Entwicklungsgegebenheiten und Möglichkeiten zu reflektieren.

Das folgende Beispiel zeigt, wie sehr der Kontext des alternden, behinderten und zuweilen verwirrten Menschen begrenzt ist, wie eine Biographiearbeit, zu der wir den altersverwirrten Menschen mit Behinderung ermutigen, sich des sozialen Kontextes gewahr sein muss, in dem dieser lebt. Wie prägen Lebens-, Beziehungs-, Arbeits-, Wohn- und Freiräume die Rahmenbedingungen und somit auch die Bilder, die dem behinderten alten Menschen zur Verfügung stehen? Der Einblick in den Kontext der Sozialisation von Menschen mit Behinderung macht deutlich, dass es in der Regel überorganisierte Welten sind, denen zuweilen die Möglichkeiten der freien Erinnerungs- und Gestaltungsentwürfe fehlen.

Exkurs: Lebensräume alternder Menschen mit geistiger Behinderung

Alles, was das Wohnen im Alterungsprozess angeht, erhält eine zunehmende Bedeutung (DZA 2001). Umso relevanter sind Bemühungen, mit dem alten und zusätzlich behinderten Menschen seine Lebensform zu reflektieren.

Ältere Menschen über 60 Jahren, das betrifft sowohl die behinderten als auch die nicht-behinderten, leben zu 93 Prozent in sog. Normalwohnformen (ca. 11,6 Mio.), müssen aber ca. 30 Jahre später, wenn sie 90 Jahre alt geworden sind, zu über 30 Prozent auf Heime zurückgreifen. „In den Heimen und unterschiedlichen Wohneinrichtungen der Behindertenhilfe lebten 1995 142.000 Behinderte, 120.000 in den alten und 22.000 in den neuen Bundesländern, nach Geschlecht relativ ausgeglichen mit 53 % Bewohnern und 47 % Bewohnerinnen.“ (DZA 2001, 26f) Behinderte Menschen, auch wenn sie dies wählen können, tun sich – wie die 15 Prozent der Behinderten, die dies praktizieren – schwer, außerhalb von Einrichtungen zu leben.

Über die Hälfte der Gesamtgruppe behinderter Menschen wohnt in Wohnheimen für Erwachsene, die übrigen leben in Außenwohngruppen, haben sich für Wohngemeinschaften oder für die betreute Einzel-

und Paarwohnform entschieden. Die statistische Aussage könnte sich bald verändern: Angesichts des Umstandes, dass sich nach den Modellrechnungen des Bundesinnenministeriums bis zum Jahr 2050 der Anteil der über 65-Jährigen behinderten wie nicht-behinderten Menschen auf 29,5 Prozent verdoppeln wird (Janssen 2001, 10), dürfte sich auch der Anteil der Menschen mit Behinderung erheblich vergrößern. Angesichts des weiteren Umstandes, dass mit Eintreten der gesetzlich geregelten Altersgrenze für die Pensionierung, die beim behinderten Menschen 60 Jahre beträgt, dieser nach dem Neunten Sozialgesetzbuch SGB IX um die Kostenübernahme für Assistenzleistungen und Unterbringung nachsuchen muss, droht ein Verweis in die stationäre Einrichtung dann, wenn diese billiger als die ambulante Betreuung ist. Wie wir sehen, ist der behinderte Mensch in Zukunft möglicherweise mehr als bisher auf die Wohneinrichtung verwiesen.

Eine Bewertung der zukünftigen Lebensform des behinderten alten Menschen in einer Wohneinrichtung der Sozialhilfe kann an den Rahmenbedingungen solcher Wohneinrichtungen nicht vorbei: 73 Prozent der Einrichtungen haben nach der Expertise zum Dritten Altenbericht (DZA 2001, 27f) weniger als 50 Plätze, was positiv stimmen könnte, wenn nicht der weitere Umstand wäre, dass dort nur ein Viertel der Behinderten lebt; die Mehrzahl von ihnen lebt in großen Einrichtungen, in großen Wohngruppen mit 15 und mehr Personen und verfügt im Falle geistiger Behinderung nur zu 38 Prozent über ein Einzelzimmer. Zwei Drittel der Betroffenen können nicht mehr von den Eltern oder anderen Angehörigen betreut werden und daraus eine Verbesserung ihrer Lebenssituation und ein Mehr an Selbständigkeit gewinnen. Bei ihnen fallen die Standards der lebensräumlichen Umgebung umso mehr ins Gewicht (DZA 2001). Wir haben eine beträchtliche Zunahme der über 60-Jährigen in den Heimen der Sozialhilfe zu erwarten. Die „Bundesarbeitsgemeinschaft der überörtlichen Träger der Sozialhilfe" hat darauf aufmerksam gemacht, welche Forderungen sich aus den gegenwärtigen und zu erwartenden Problemen ergeben (DZA 2001, 28):

- „Gruppengegliedertes Wohnen (Wohnheime, Wohnstätten, Wohnhäuser) in kleinen Einrichtungen mit maximal drei Gruppen und nicht mehr als je sechs bis acht Bewohnern mit Betreuung rund um die Uhr;
- Gruppenwohnungen mit nicht mehr als sechs Bewohnern und Betreuung nach Bedarf;
- Einzel- und Paarwohnungen, mit dem gruppengegliederten Wohnen organisatorisch verbunden durch regelmäßige Betreuung;

- Eltern- Kind-Wohnungen als sozialpädagogisch betreutes Wohnen, in denen Eltern mit geistiger Behinderung gemeinsam mit ihren Kindern wohnen."

Die Forderungen machen darauf aufmerksam, dass die Wünsche nach Selbstverwirklichung und -verantwortung, nach Privat- und Intimsphäre angesichts der im Leben behinderter Menschen gewohnten Übergriffe, Entfremdungen und Vorgaben eine notwendige Kompensation darstellen. Sie zeigen, dass angesichts der ambivalent erfahrenen und entwicklungspsychologisch gesehen schädigenden Beziehungstrukturen schon baulich-räumlich-organisatorisch eine sichere, individuell und psychisch besetz- und aneigenbare Umwelt garantiert sein muss. Die Forderungen entsprechen den Regelungen des neuen Neunten Sozialgesetzbuches SGB IX.

Bis zu der erreichten Alters- und Pensionsgrenze ist auch der behinderte alternde Mensch wie jeder andere arbeitende stark von seinem Arbeitsplatz, nämlich von dem alltäglichen Arbeitsleben in der Werkstätte für Behinderte (WfB) bestimmt. Infolge seiner Handicaps und der damit einhergehenden, gesellschaftlich eingeschränkten Rollen ist der behinderte Mensch jedoch mehr als andere Menschen auf die alltägliche Arbeit verwiesen, um sich „selbstidentisch" zu fühlen.

Wo der nicht-behinderte Mensch zunächst sich bewerbend und dann produktiv an der Gestaltung der Realität mitzuwirken glaubt und sich hierdurch verwirklicht, wird dem behinderten Menschen infolge der arbeitsmarkt-, produktions- und leistungsbezogenen Orientierung der WfBs eine Vorprüfung, ein standardisiertes Aufnahme- und Anerkennungsverfahren auferlegt, eine Art Selektion zugemutet, die über seine Zugehörigkeit zum Kreis der Arbeits- und Werkfähigen vorentscheidet (Speck 1998).

Ein „Mindestmaß wirtschaftlicher Verwertbarkeit" wird gefordert (so als wenn das Wort vom „Unwert" historisch nicht genug angestrengt wäre; Speck 1998). Immerhin sind Rechtsgrundlagen für ein Arbeitsverhältnis geschaffen. Man spricht von einem „arbeitnehmerähnlichen Verhältnis" (Schwerbehindertengesetz § 54 b Abs. 1 SchwbG), von „Beschäftigungsgruppen". Es ist immer wieder aus Sozialversicherungsgründen von einem „Beschäftigungsverhältnis" (bis in die Paragraphen des neuen Neunten Buches SGB IX, beispielsweise § 41 Abs. 1 Nr. 1 SGB IX oder § 41 Abs. 3) die Rede – aber es besteht ein rechtlich einzuforderndes Vertragsverhältnis, und vor allem ist ein Dauerarbeitsplatz garantiert. Der alternde, sich in den Ruhestand begebende behinderte Mensch hat also neben vielen Zurücksetzungen auch eine gewisse Akzeptanz seiner Arbeitskraft erfahren, die sich in den „unterhaltssichernden und anderen ergänzenden Leistungen“ (§ 44ff SGB IX) ausdrückt. Der Entwurf des neuen Sozialgesetzbuches XII versucht in seinem Paragraph 49, die Teilhabe des behinderten Menschen am Arbeitsleben genauer zu fassen (Temme 2004).

Der Übergang von der Arbeits- zur Nicht-Arbeitszeit ist für den alternden Menschen mit Behinderung schwierig. Er geht ohne zu erwartende regelmäßige Rentenauszahlung, allenfalls wird ihm ein erhöhtes Taschengeld zugestanden, der alten Wertschätzung als Mitglied der WfB verlustig (Springer 2001, 54). Dieser Umstand wäre mit einer Teilanstellung in der WfB nach Erreichen des Rentenalters zu regeln. Der behinderte Mensch erfährt anders als der nichtbehinderte mit steigendem Alter je nach Schwere seiner Behinderung einen schnelleren physischen und ggfs. psychischen Abbauprozess, der zusätzlich belastend ist (DZA 2001, 22). Untersuchungen von Gerngroß-Haas (1994a) und Gusset-Bährer (1999) belegen hiernach einen schnelleren und verfrüht eintretenden Alterungsprozess. Nicht nur bei Menschen mit Down-Syndrom, die offenbar mehrheitlich von der Alzheimer-Erkrankung betroffen sind (das für die Erkrankung verantwortliche Alzheimer-Gen liegt wie das für das Down-Syndrom auf dem 21. Chromosom; vgl. www.pharma.at.novartis.com), ist der Übergang in den Ruhestand überdurchschnittlich sozial und konstitutionell belastet.

Eine Tagesstrukturierung und eine damit einhergehende Neukonzeptualisierung der „activities of daily living“ (ADL) werden vorgeschlagen. Sie legen eine Neuorganisation der Alltagsgestaltung nahe, die kompensierend und perspektivgebend den Altersabschnitt des Menschen mit Behinderung neu entwirft (Brandenburg 1996). Der baden-württembergische Landesausschuss für die Koordination von Rehabilitationsmassnahmen hat 1998 eine Planungsgruppe eingesetzt, die 1999 entsprechende Empfehlungen und Konzepte für die Tagesbetreuung geistig behinderter Menschen vorgelegt hat. Folgende Grundsätze wurden formuliert:

> „Das Erreichen der beruflichen Altersgrenze soll nicht zu notwendigem Umzug führen, Menschen mit Behinderungen sollten zunächst dort wohnen bleiben können, wo sie bisher lebten. Verluste von Kontakten und Anregungen sollen aufgefangen werden durch alltagsgestaltende Angebote zur Freizeitgestaltung und Bildung, Selbstversorgung, Aktivierung, Gesundheitsförderung, Bewältigung von Krankheit, Sterben, Tod und Zusammenarbeit mit Angehörigen.

Die Zuständigkeit hierfür soll beim Träger der Wohnheime/Heime liegen, angemessene Beschäftigung evtl. Teilzeitarbeit sollen, Leistungseinschränkungen berücksichtigt, angeboten werden. Nachlassende Kräfte sollen nicht zum automatischen Übergang in eine Förderungs- und Betreuungsgruppe führen. Es sollte Konzepte zum stufenweisen Übergang geben, z. B. Seniorengruppen, eine stufenweise Einschränkung der Arbeitszeit, Halbtagsarbeit, Übergangsmodelle wie vormittags in der WfB, nachmittags Tagesbetreuung im Wohnheim in Kooperation zwischen WfB und Wohnheim. Es besteht auch für die allein oder bei ihren Angehörigen in der Region lebenden Geistigbehinderten eine ‚Versorgungsverantwortung'. Teilnahme am Leben der Gemeinschaft und unabhängig von Pflege zu bleiben gehört zur Eingliederungshilfe im Rahmen des BSHG. Teilweise sind die Empfehlungen auch übertragbar auf Körper- und Mehrfachbehinderte. Im Wohnheim Lebende entsprechen dem ‚Leistungstyp 1.4.6 des Rahmenvertrags nach § 93 d Abs. 2 BSHG zu den Leistungs-, Vergütungs- und Prüfungsvereinbarungen nach § 93 Abs. 2 BSHG für voll- und teilstationäre Einrichtungen in Baden Württemberg'." (DZA 2001, 30f)

Das neue Sozialgesetzbuch XII, das ab 1.1.05 das bisherige Bundessozialhilfegesetz ersetzen soll, bemüht sich um eine klare Definition der Leistungen zur Eingliederungshilfe. Es greift hierbei verstärkt auf das SGB IX zurück, das Richtlinien der Hilfen zur Teilhabe am Leben in der Gemeinschaft entwirft, und versucht, diese entsprechend dem „Vierten Gesetz für moderne Dienstleistungen am Arbeitsmarkt (Hartz IV)" zu gestalten. In der Folge erläutert der Planungsausschuss die bisher vorliegenden Konzepte:

„In der Praxis gibt es unterschiedliche Konzepte, abhängig von den Bedürfnissen der Betroffenen, Größe und Altersstruktur der Einrichtungen, von Lage/Standort und Wohngruppenkonzept. So gibt es altershetero- und altershomogene Gruppen mit unterschiedlichen Konzepten – aber keine generelle Aussage darüber, was generell zu empfehlen ist, weil beide Formen sich situationsangepasst bewährt haben. Bei relativ selbständig lebenden Behinderten z. B. in Außenwohngruppen sind situationsabhängig einzelne Unternehmungen anzubieten, bei erhöhter Betreuungs- und Pflegebedürftigkeit sind dagegen regelmäßige Angebote nötig – nach Prinzipien wie Anregung, Bewegung, Ruhe- und Rückzugsbedürfnis, soziale Kontakte, Orientierung in Raum und Zeit zu gestalten. Die Zeit des ‚Ruhestands' soll ‚positiv' besetzt, die Angehörigen sollen einbezogen werden.

Weiterhin sind Räume nötig, nicht allein die Wohngruppenräume. Es soll ein ‚Zweiter Lebensraum' geschaffen werden neben der Wohngruppe und der Wohnung. Denkbar sind Formen der Mitnutzung vorhandener Räume oder der Wahrnehmung freier Angebote der Träger. Raumbedarf und seine Förderungsfähigkeit werden zudem präzisiert, worauf hier nicht weiter eingegangen werden soll. Das Raumprogramm darf nicht nur Wohnräume (Einzel-, Doppelzimmer), sondern soll auch Gemeinschafts- und Therapieräume umfassen. Von den Trägern wird ein inhaltliches und räumliches Konzept erwartet im Verbund der Einrichtungen des Trägers oder der sonstigen örtlichen Möglichkeiten. Und ... im Sinne des Normalitätsgedankens wäre es wünschenswert, alte Menschen mit Behinderungen zusätzlich in bestehende Angebote für Nichtbehinderte (z. B. Altenbegegnungsstätte, VHS) zu integrieren. Dies hängt von den Gegebenheiten vor Ort und den individuellen Bedürfnislagen der Betroffenen ab." (DZA 2001, 14) Die Bildung von „festen Gruppen" wird von „Kursprogrammen" unterschieden (z. B. einmal wöchentliches Angebot; siehe dazu die Konzepte in Sozialministerium Baden-Württemberg 1999). „Die Alltagsgestaltung unterliegt keiner Altersbeschränkung, die Teilnahme ist freiwillig und Wahlfreiheit soll gegeben sein." (DZA 2001, 30f)

Im Rahmen der Etablierung einer Seniorengruppe eines Freiburger Wohnheims für Menschen mit geistiger Behinderung haben Freiburger HeilpädagogInnen den von der Lebenshilfe e. V. für Deutschland entwickelten Lehrgang „Personcentered Planning for Later Life" erprobt.

Die Wohnheimleitung ist an die Ambulanz des Heilpädagogischen Fachbereichs der Fachhochschule herangetreten. Da die behinderten Heimbewohner zunehmend älter werden, hält man eine Begleitung der alten Menschen in den Fragen und Nöten, die mit fortschreitendem Alter auf sie zukommen, für angebracht. Schon in der Vorbesprechung mit der Heimleitung ergibt sich das Problem, wer an dem Vorbereitungskurs für eine mögliche Seniorengruppe teilnehmen soll. Wir stellen überrascht fest, dass die Wohngruppen von einer Altershomogenität gekennzeichnet sind, die es nunmehr schwer macht, unter den annähernd Gleichaltrigen auszuwählen. In dieser Situation werden derzeit viele Wohnheime sein, stellen wir fest. Konzentrieren uns auf

Auswahlkriterien: Wer kann sich noch annähernd so artikulieren, dass er dem Programm der einfachen Fragestellungen folgen kann? Was verstehst Du unter Freundschaft, fragt das Programm; Was müssen wir von unserem Körper wissen – usw.? Das Ziel der ersten Gespräche ist es, herauszufinden, ob die Fragestellungen und späteren Diskussionen des Lehrprogramms so geartet sind, dass die Heimbewohner, die aus unterschiedlichen Wohngruppen kommen, sich besser kennenlernen.

Wir wählen neun Personen aus und treffen uns in einer ersten Runde. Wir erfragen die Vorstellungen vom Altwerden: Wie es wohl ist, wenn ich morgens nicht mehr in die Werkstatt gehen muss? Wie es wohl ist, wenn ich demnächst den ganzen Tag mit diesen Menschen, die um mich herum sitzen, zusammen bin? Einfache Fragen, langes Nachdenken in der Runde zuweilen. P., der sich nur schwer artikulieren kann, immer wieder seinen Satz anfängt, erntet ringsum Unruhe. Heraus kommt eine Frage, ein Zweifel, den wir noch einmal nachsprechen: Wenn ich schon morgens in dem Bus zur Werkstatt nicht so eng bei Frau Z. sitzen wollte, sagt er, wie werden wir uns in der Seniorengruppe, wenn wir uns tagsüber ständig sehen, vertragen? Im Anfang unserer Runden fällt es den Einzelnen schwer, sich zu artikulieren. Das aber ändert sich. Wir haben den Eindruck, dass unser Einsatz hilfreich ist: Jeder Teilnehmer trägt mit sich einen Aktenordner, in dem er Blätter zu den Themenkreisen Freundschaft, Gesundheit etc. eingeordnet hat. Blätter, die er in den Gruppensitzungen selbst gestaltet hat. Da sind vorformulierte Fragen von ihm beantwortet; bei einigen Bewohnern hat die Wohngruppenleiterin das vom Teilnehmer Vorgesprochene geschrieben. Manche Teilnehmer haben Bilder eingeklebt, auf denen seine Freunde/innen abgebildet sind. Da wird an eine Phase von Krankheit, einen Unfall erinnert. Der Aktenordner, der jedem sehr wichtig zu sein scheint, füllt sich mit den Themenzusammenhängen.

Nach ca. einem halben Jahr konnten die Betroffenen ihre besonderen Bedürfnisse artikulieren. Sie stellten bald fest, dass sie bislang nicht gelernt hatten, dies zu tun. Schon in der kurzen Zeit wurde deutlich, dass eine bedarfsgerechte Hilfeleistung, Pflege und Gesundheitsberatung, besondere Mobilitätswünsche (Zugang zu Verkehrsmitteln bei bestimmten Anlässen wie sonntäglichem Kirchenbesuch), öffentliche Freizeitangebote und insgesamt Lebensstandards in den verschiedenen Bereichen garantiert sein müssen, die auch überprüft und eingehalten werden und nicht nur als Leitbild einer Einrichtung auf dem Papier existieren, – dass alle diese lebenssubstituierenden Hinsichten von den Menschen mit Behinderung erkannt und mitgetragen werden.

In 10 Projekteinheiten wurde mittels Gruppengesprächen und deren Dokumentation, mittels Fotos, graphischem Material, die eigene Ideen dokumentierten, wurde das Seniorenprojekt umgesetzt. Im Mittelpunkt des Interesses stand u. a. folgendes Ziel: Die SeniorInnen sollten sich wohlfühlen, sollten im Hinblick auf den Rentenstand lernen, Freizeitaktivitäten selber zu organisieren, bewusst Kontakte zu gestalten, ihre Gedächtnisfähigkeiten zu schulen etc. Vor allem aber sollten die Menschen im Projekt lernen, sich selbst zu bestimmen.

In den Theorieentwürfen, die zu ähnlichen Projekten wie dem der Lebenshilfe e. V. vorliegen, wird deutlich, dass sog. Kontrollüberzeugungen geweckt werden sollen.

> „Menschen haben eine Vorstellung davon, worauf die Ergebnisse ihres Handelns zurückzuführen sind. Im Wesentlichen nehmen sie dabei zwei Arten von Ursachen an: Internale Kontrollüberzeugung: Ursache in sich selbst. Externale Kontrollüberzeugung: Ursache in äußeren Umständen.“ (Künzel-Schön 2000, 120).

Jeder Mensch, eben auch der behinderte, verfügt über persönliche Ressourcen, über physische und psychische Ausstattungen, die es ihm ermöglichen, Handlungsstrategien zu entwerfen, weitere Ressourcen zu aktivieren und diese auf dem Weg kontrollierten Handelns einzusetzen.

Mit unseren therapeutischen Angeboten wollen wir uns der Aufgabe widmen, den älter werdenden Menschen mit einer geistigen Behinderung in seinen Kontrollüberzeugungen zu stärken und ihm dabei soziale Unterstützung als äußere Ressource anzubieten. Erst wenn diese Menschen ein stützendes Milieu erfahren, damit sie ihre Bedürfnisse äußern und umsetzen lernen, wird ihnen die Kompetenz des Handelns nach Jahren der Bevormundung zurückgegeben.

7.4 Therapeutisches Angebot: Erinnerungsarbeit mit geistig behinderten älteren Menschen

Die Gruppe der alten, behinderten Menschen um uns herum erinnert sich: Wir haben doch vor Jahren hier in diesem Heim, an den frühen Abenden in unserem Festsaal zusammen etwas gemacht. Mit Ton gearbeitet, unsere Hände, unsere Arme, unsere Kraft gespürt. Ein paar Gesichter beginnen zu leuchten, als wir die Bilder herumgeben. Zwei, drei andere Gesichter bleiben höflich interessiert, aber stumm. Offenbar ist die Form-, die hier geforderte Gestalterkennung nicht mehr allen möglich.

Nach all den Jahren sind aus der damaligen Gruppe derer, die fast alle in der Werkstatt arbeiteten, nunmehr Pensionäre geworden. Pioniere, wie wir sie ansonsten nicht kennen, sitzen da um mich herum, Menschen mit einer Behinderung – und kurz vor ihrer Rente. Als Rentner in einem Wohnheim der Behindertenhilfe stellen sie eine Gruppe von alten Menschen dar, die noch nicht so häufig anzutreffen ist, die demnächst aber größer wird. Aus Behindertenwohnheimen werden Altenwohnheime werden. Wir sind im Auftrag der Wohnheimleitung dabei, die „Seniorengruppe" mit zu etablieren.

In unserem ersten Projekt projizierten wir damals unsere „Gestalten" an die Wand und malten sie anschließend aus. Wir erörterten jeweils in der Gruppe das, was wir von uns sahen. Jetzt, Jahre danach, fragen wir die Runde, ob sie sich erinnert. Die Reaktionen sind gemischt, in der Mehrzahl bildmächtig, wiedererkennend, es gibt aber auch solche, die darin gehandicapt sind. Wir haben uns alle verändert, sind grauer, dicker, einige hagerer, faltiger geworden. Wir nehmen das vergangene Projekt zum Anlass, darüber zu reden, wie das Leben in der Einrichtung geworden ist. Wir beschließen, dass wir mehr über Gesundheit, Freundschaft, Krankheit, Liebe und viele Dinge, auf die wir neugierig sind, reden wollen. Eine Sozialpädagogin hat die Themen recherchiert und vorbereitet (Springer 2001). Und während wir noch die alten Bilder anschauen, fangen wir langsam an, über das Programm der Lebenshilfe e. V. zu reden, darüber wie wir es umsetzen könnten.

Am ersten Gruppenabend treffen wir Isolde wieder. Sie hat sich in der Zwischenzeit verändert. Sie hat Ränder unter den Augen, leidet an Schlaflosigkeit. Und jetzt soll sie Stimmen hören, sagt man mir. Ich erinnere mich an folgende Situation: Während sie an einer gelben Butterblume malte, sagte sie plötzlich: „Wissen Sie, Herr Lehrer (so redeten wir uns an, – ich sagte „Fräulein Isolde"), als der NS-Offizier damals in die Stube kam ..." Und ich erfahre ein schlimmes Detail ihrer Internierung. Jetzt höre ich, dass sie an einer Demenz leidet. Mit ihren 64 Jahren ist sie gestürzt. Sie will die Augen nicht mehr schließen, weil sie dann so schreckliche Dinge sieht ... Und ich denke an die Aussage des Freiburger Klinik-Teams, das feststellt, dass alle die von ihnen untersuchten Demenzkranken ein Trauma aufwiesen.

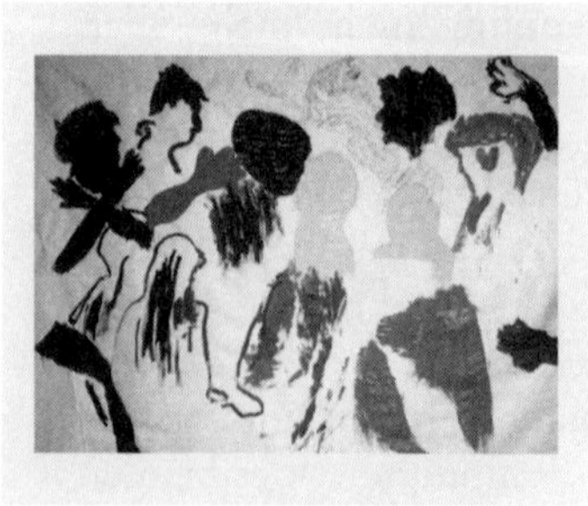

Abbildung 51: Mit Hilfe eines Diaprojektors werden die Schatten der Teilnehmer an die mit einem Papier bespannte Wand geworfen, die Konturen der Schatten nachgezeichnet und anschließend ausgemalt (vgl. Menzen 2004)

Unser Interesse hat sich verändert. Die Betroffenen wollen sich nicht nur abbilden an der Wand. Sie wollen wissen, wie sie sich sozusagen realiter in ihrem Alltag abbilden können, wie sie ihre Nöte und Sorgen, ihre Bedürfnisse und Wünsche so darstellen, dass sie gehört werden. Sie fragen danach, „wann ich in die Kirche gehen kann", forden, „dass mehr Ausflüge gemacht werden", möchten wissen, „wann ich Kaffee trinken und Wurstsalat essen kann", stellen fest, „dass ich keine Diät mehr essen muss", wünschen sich, „dass ich Frau P. als meine Begleiterin für den Kurs haben möchte"; erhoffen sich, „dass jeder Mensch freie Entscheidungen treffen kann" (Springer 2001, 121). Die Vorarbeit der Sozialpädagogin, die lange vor Beginn des Projekts als Teilzeitkraft in dem Wohnheim gearbeitet hat und die Möglichkeit hatte, die Wünsche, Vorlieben und Bedürfnisse der Bewohner kennen zu lernen, hat sich gelohnt.

Wir sehen, wie konkret behinderte Menschen sich äußern. Wir vergleichen die Aufforderungs- und Angebotsstruktur des Lehrprogramms „Person-Centered Planning for Later Life" der Lebenshilfe e.V. mit den Anregungen, die uns Osborn, Schweitzer und Trilling (1997) geben, und stellen fest, dass letztere mit vielen Fotos und konkreten Hinweisen dazu animieren, den Funktionszusammenhang der Gegenstände und die soziale Komplexhaftigkeit der angesprochenen Handlungen weiterzuspinnen. Insofern regen sie eher an.

Das Buch „Erinnern" von Osborn, Schweitzer und Trilling (1997), das mit Recht den Untertitel „Anleitung zur Biographiearbeit mit alten Menschen" trägt, macht zahlreiche Vorschläge. Dieses Buch hat uns animiert, wichtige Themen aus dem Familien- und Eheleben, aus den schulischen und beruflichen Erfahrungen selber zu erinnern – um nach einer Vorrecherche ihrer persönlichen Geschichte die alten betroffenen Frauen und Männer mit Hilfe von beigefügten Bildern oder Objekten nach ihren Einfällen zu fragen, uns erzählen zu lassen, um einen biographischen Zusammenhang entstehen zu lassen.

Entsprechend der Überzahl von Frauen spiegeln unsere Angebote eher auch weibliche Erinnerungszusammenhänge. Wir rufen Erinnerungen an familiäre Ereignisse ab (z. B. die eigene Hochzeit), wecken Assoziationen an die Kinder (Spielzeug, Puppen), lassen uns Eindrücke aus dem häuslichen, eher weiblichen Alltag beschreiben (das Inventar der Küche, die Utensilien zum Kochen), bringen Bilder eher technischer oder aussenorientierter Natur ein (neu herausgekomme Autos im Prospekt, ein Tonbandgerät und einen Diaprojektor, der sogleich an ferne Reisen erinnert). Wir versäumen auch nicht, uns über die großen Ereignisse berichten zu lassen, die heute noch stark mit Gefühlen besetzt sind und daher im Vordergrund stehen. Die Abbildungen 52 bis 56 zeigen Bilder und Objekte, die wir den Frauen und Männern vorgelegt haben, um sie in der Erinnerungsarbeit anzuregen.

Erinnerungsstücke wie ein „Wehrpaß“ oder Uniformteile aus der Zeit des Nationalsozialismus, wie sie uns zur Auswahl vorlagen, können natürlich auch traumatische Bewusstseinstatsachen „triggern“, können einerseits selbstverstärkend wirken, aber auch fehlerhaftes Verhalten wieder bewusst machen. Wenn wir das Gefühl haben, dass wir unsere Betreuten zu stark belasten, sollten wir solche „Fundstücke“ eher weglassen.

Mit den Materialien haben wir Erinnerungen geweckt, zu weiteren Assoziationen und Gesprächen darüber angeregt. Es ist uns oft gelungen, eine ganz wache Aufmerksamkeit und Interesse am Zusammenhang der Dinge zu wecken.

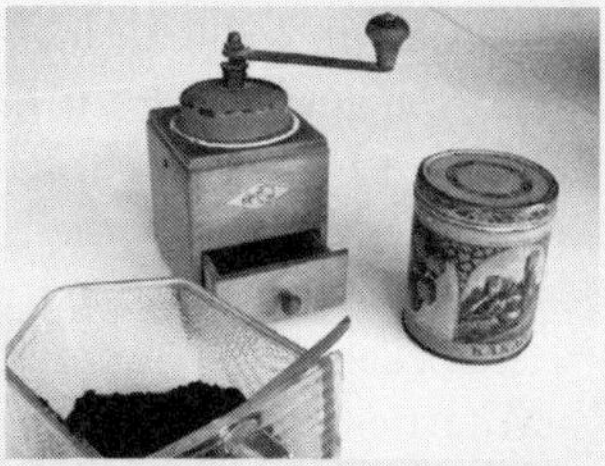
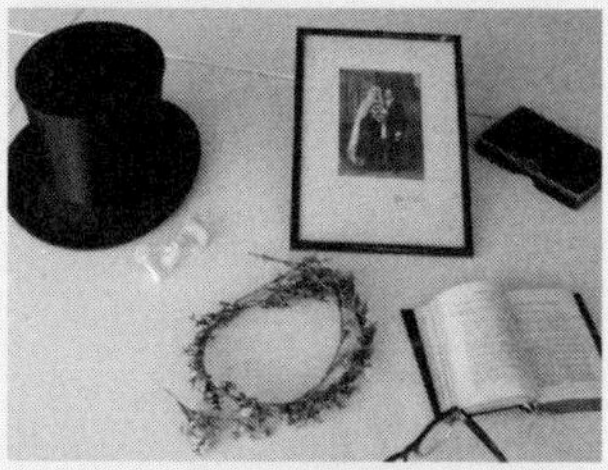
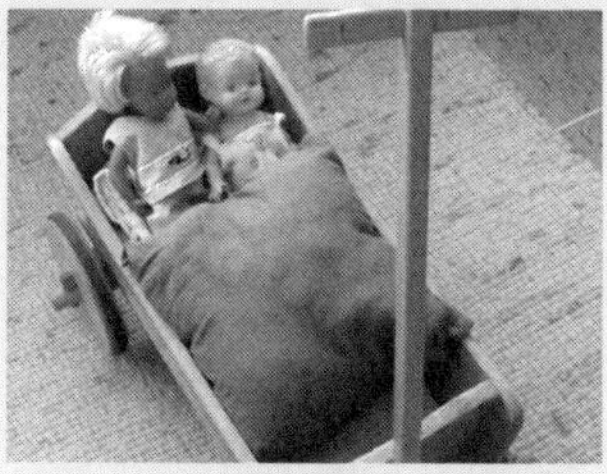
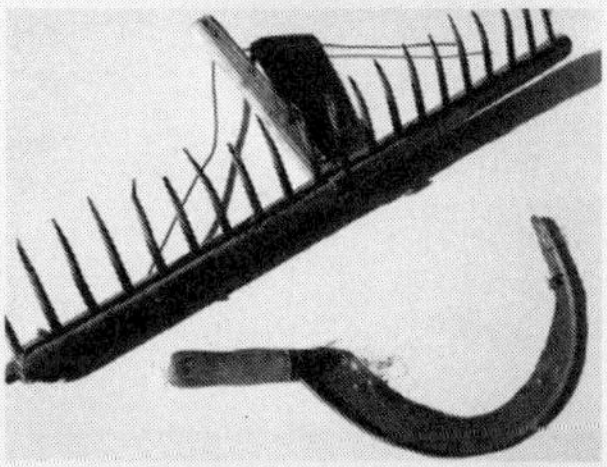
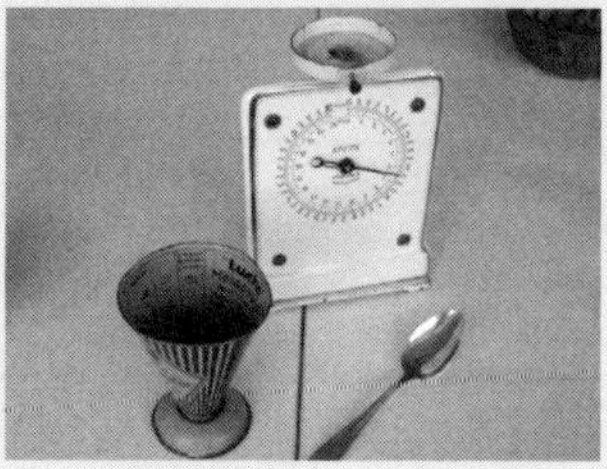

Abbildungen 52–56: Eine Auswahl von Objekten für die Erinnerungsarbeit

Aber wie schon erwähnt, kamen auch leidvolle Erinnerungen zutage, die wie im Falle Isoldes traumatische Bewusstseinsfetzen vor Augen führten und die Frau mit schwerer kognitiver Beeinträchtigung zusätzlich belasteten. Solche Belastungssituationen lassen sich nicht immer vermeiden. Deshalb ist es wichtig, sich die Lebensgeschichten der betroffenen Menschen im Vorfeld der Arbeit genau anzusehen. Ein entsprechendes Gespräch mit dem für den Sozialdienst zuständigen Mitarbeiter, auch ein Kontakt mit den Angehörigen anlässlich eines Angehörigenstammtisches können dabei nützlich sein.

8 Zusammenfassung: Was Kunsttherapie mit altersverwirrten Menschen bewirken kann

Wir haben den Prozess des Altwerdens in Augenschein genommen. Wir haben von manchen Widrigkeiten erfahren, die sich aus der Perspektive der noch nicht davon Betroffenen wie ein Grauschleier über die letzte Lebensphase legen. Wir sind in der Regel geneigt, die schlimmsten Befürchtungen, die sich hinsichtlich unseres eigenen Lebens hierbei einstellen, auszublenden, zu verdrängen. Wer möchte schon aus seinen angestammten Lebenszusammenhängen herausfallen, sozusagen psychisch und sozial „verunfallen"? Die Modelle des Altwerdens, die wir vorstellten, gaben aber nicht nur einen defizitären Blick auf das Altern frei.

Die Modelle zeigten zwar, dass wir im Laufe des Lebens bisherige Identifizierungen aufgeben müssen. Sie zeigten auch, dass uns neue biologische, physiologische und erfahrungsbedingt kulturelle Gegebenheiten zwingen, uns an neue Muster, Rollen anzupassen. Hierbei müssen alte Gewohnheiten aufgegeben werden. Was für uns vorher stark besetzt, emotional stark erregend war, muss gegebenenfalls leisen Tönen weichen. Der Umorientierung können bisherige Körperentwürfe, Handlungsmuster anheimfallen, beispielsweise sexuelle oder stark leistungsorientierte Handlungsmuster. Die Modelle eröffnen aber auch Perspektiven, andere Möglichkeiten des Alterns.

Dabei handelt es sich um eine zunehmende Freiheit, Unabhängigkeit und Verfügbarkeit; eine Umgangsweise mit den Verlusterfahrungen, die wie eine Schutzschicht aus Vergessen, Müdigkeit und Gelassenheit bei den kaum zu bewältigenden neuen Erfahrungen wirken kann; ein Bewusstsein des eigenen Wertseins, der eigenen Würde, der es vor allem möglich ist, auch die Erfahrung des Todes in das eigene Leben mit einzubeziehen und anderen tröstend zur Seite zu sein vermag. Diese Aspekte wurden nicht nur wenig erwähnt, sie scheinen als Konnotation des Alterns derzeit in unserem Kulturkreis generell verloren zu gehen.

Wir haben gesehen, dass sich die Modalitäten des sinnlichen Wahrnehmens gravierend verändern. Die Angebote, die wir den alten und verwirrten Menschen gemacht und hier im Bild gezeigt haben, machten sich die Hilfestellungen der basalen Stimulation zu nutze. Helfende und pflegende Bezugspersonen können sich das veränderte Form-, Farb-, Helligkeitserleben und das veränderte Erleben der Gegenständlichkeit der Dinge bewusst machen und darauf eingehen.

Auch die Wahrnehmungschwellen verschieben sich. Die betreuenden und pflegenden Personen stehen vor der Aufgabe, diese anders eingestellten Sinnesmodalitäten jeweils neu zu erkunden. Ähnliches gilt für die zerbrechende Gegenständlichkeit der Dinge, von der wir wissen wollen, wie der Betroffene sie erfährt. Angehörige und professionelle Helfer stehen hier vor der Aufgabe, die vielfältigen auseinanderdriftenden Assoziationen, die in der Regel unbenannt bleiben, da sie in kein Konnotationsschema passen, auf die richtige Gegenstandswahrnehmung hinzulenken. Die Projekte, die wir gezeigt haben, sollten zum einen die grammatikalisch und syntaktisch richtige Erkennung und Benennung, zum anderen auch die bildlich darstellbare „Nachbuchstabierung“ fördern.

Wo der Zugang zu den Dingen des Lebens durch die Sinne buchstäblich verstellt ist, die neuronalen Veränderungen eine angemessene Reizaufnahme, Reizweiterleitung und Reizverarbeitung erschweren, da sollten sich therapeutische Angebote diesem Problem einer neu zu bildenden Sprache widmen.

Die Angebote, die bisher entwickelt worden sind, hat Dagmar Müller im Auftrag des Kuratoriums Deutsche Altershilfe zusammengetragen: Die biographisch gestützte Arbeit wird hier erwähnt, die Milieu- und Umgebungsgestaltung, die Gesprächsführung – und als flankierende Angebote die basale Stimulation, die Musiktherapie und das Snoezelen (Müller 1999, 45–69). In dieser Zusammenstellung werden auch hilfreiche Verhaltensweisen in spezifischen Problemsituationen beschrieben (S. 70–88). Es wird die Frage gestellt, was eine Pflegekraft unter den gegebenen Bedingungen wissen und können müsse. Was wir vermissen, das ist der Hinweis auf die Bildhaftigkeit, die Musikalität des alternden Menschen; das ist der Hinweis auf „die Therapieverfahren, die sich bewusst und gezielt auf Emotionalität und Kreativität der dementen Patientinnen und Patienten beziehen… – Musik- und Kunsttherapie“, – so der „Vierte Bericht zur Lage der älteren Generation“ (BMFSFJ 2003, 293).

Deshalb haben wir in diesem Buch ein decodierendes, die inneren Bilder erkundendes Verfahren vorgestellt. Ein solches sollte am Anfang des Unterfangens stehen, den alten, verwirrten, zuweilen zusätzlich behinderten Menschen in seiner neu gebildeten Sprache zu verstehen. Um ihn in der Folge zu ermutigen, die Fetzen seiner zerrissenen Welt wieder einigermaßen zusammenzufügen.

Die analytisch orientierte Entwicklungspsychologie hat uns gezeigt, dass das Bewusstsein unserer Selbst mit den Fremd- (d.h. Welt-) und immer eindeutiger werdenden Selbst- (d.h. Ich-)Repräsentationen beginnt. Mit der struktural-genetischen Entwicklungspsychologie Piagets haben wir gelernt, dass wir zunächst einfachste Handlungsmuster, dann erst komplexe und bewusstseinsnahe Vorstellungsmuster erlernen. Der Abbau des dementierenden Bewusstseins verläuft ebenfalls entlang der von der Entwicklungspsychologie beschriebenen Phasen, allerdings rückwärts.

Ein solches Bewusstsein, so Bauer (2002, 174), regrediert „auf die ikonische Zeichen-Ebene einer frühkindlichen Gefühlswelt". Es erfährt eine intellektuelle Beeinträchtigung „entlang den von Piaget definierten Stufen der intellektuellen Entwicklung" (2002, 171). Bauer muss bedauernd konstatieren, dass einige PatientInnen nur noch „das so genannte sensomotorische Anpassungsniveau der ersten beiden Lebensjahre" erreichen (2002, 169), auf dem selbst „der Austausch symbolischer Zeichen nicht mehr gelingt" (2002, 170) und somit selbst symbolisch-bildhafte Äußerungen kaum mehr möglich sind. – Hier ist der kompetenz-angemessene Ort des bildnerisch-arbeitenden Therapeuten, der die Sinnlichkeit und Dynamik der Zeichen und Wörter zu entdecken weiß; der die Komplexheit des gesellschaftlich abverlangten Ausdrucks in der Sprache zu hintergehen weiß; der mit den ihm anvertrauten Menschen zuweilen nur noch ästhetisch verkehren kann, d.h. sinnlich, mittels der ihm in die Hand gegebenen sinneshaften Farb-, Form- und Oberflächenbeschaffenheiten, die sich irgendwie anfühlen und ein Zeichen für irgendetwas sind. Die verbliebenen Welten des alten und verwirrten Menschen aufzuspüren – darum geht es.

> „Zu den Therapieverfahren, die sich bewusst und gezielt auf Emotionalität und Kreativität der dementen Patientinnen und Patienten beziehen, zählen Musik- und Kunsttherapie. Hier sollen Patientinnen und Patienten, denen kognitiv-verbale Wege der Kommunikation krankheitsbedingt immer weniger zur Verfügung stehen, Gelegenheit erhalten, in der Konfrontation mit präsentiertem Material oder auf dem Weg eigenen Gestaltens, Gefühle zu leben und wiederzuerleben. Es gibt darüber hinaus ebenfalls Berichte für den Erfolg des gezielten Einsatzes ..." (BMFSFJ 2002, 293).

Die Verlautbarung (BMFSFJ 2002) begründet die Erfahrung mit Musik und Kunst im Falle dementieller Erkrankung nicht weiter. Hierbei liegt die Begründung auf der Hand, wie wir zumindest für die künstlerischen Angebote illustrieren und belegen durften: Die musikalischen Offerten orientieren zeitlich, d.h. organisieren das innere Erleben in dem ungleichzeitigen *Nacheinander* von Tönen, Takten, musikalischen Sequenzen und Strukturen. Die bildnerischen Angebote , da in der Regel zwei- oder dreidimensional gleichzeitig anschaubar, organisieren das Erleben in seinem *Nebeneinander* von Eindrücken. Die bildnerischen oder musikalischen Impressionen versuchen, die verloren gegangenen Erfahrungen des Lebens „konnotativ analog", d. h. sich bedeutungshaft annähernd wieder zugänglich zu machen – ohne sich der herrschenden rationalen Logik des Alltäglichen, an dem der altersverwirrte Mensch scheitert, zu unterwerfen.

Literatur

Ainsworth, M. D. S. et al. (1971): Physical contact. A study of infant responsiveness and its relation to maternal handling. Paper presented at the biennial meeting of the Society for Research in Child Development, Minneapolis, MN

– (1978): Patterns of attachment: A psychological study of the Strange Situation. Erlbaum, Hillsdale/New York

Arnheim, R. (1972): Anschauliches Denken. DuMont, Köln

Augustin, A. (1986): Beschäftigungstherapie bei Wahrnehmungsgestörten. 4. Aufl. Modernes Lernen, Dortmund

Ayres, A. J. (1984): Bausteine der kindlichen Entwicklung. Springer, Berlin

– (1975): Sensory Integration: A Foundation of Learning by Mary G. In: Vezie Academic Therapy 3

Bakermans-Kranenburg, M. J., van IJzendoorn, M. H. (1993). A psychometric study of the Adult Attachment Interview: Reliability and discriminant validity. Developmental Psychology 29, 870–879

Baltes, M., Montada, L. (Hrsg) (1996): Produktives Leben im Alter. Campus, Frankfurt a. M.

–, Skrotzki, E. (1998): Kognitive Intervention im Alter. In: Oerter, R., Montada, L. (Hrsg.): Entwicklungspsychologie. 4. Aufl. Beltz, Weinheim, 1116–1126

– (1998): Tod im Alter: Eigene Endlichkeit und Partnerverlust. In: Oerter, R., Montada, L. (Hrsg.): Entwicklungspsychologie. 4. Aufl. Beltz, Weinheim, 1137–1146

–, Wilms, H.-U. (1998): Alltagskompetenz im Alter. In: Oerter, R., Montada, L. (Hrsg.): Entwicklungspsychologie. 4.A. Beltz, Weinheim, 1127–1136

Baltes, P. B. (1983): Zur Psychologie der Intelligenz im Alter- nur Abbau oder auch Entwicklung, in: Jahrbuch der Max-Planck-Gesellschaft, Göttingen

– (1993): The aging mind: potential and limits. In: Thc Gerontologist 33, 580–594

–, Baltes, M. M. (1989): Erfolgreiches Altern: mehr Jahre und mehr Leben. In: Zeitschrift für Gerontopsychologie und -psychiatrie 2, 5–10

–, Mayer, K. U. (Hrsg.) (1996). Die Berliner Altersstudie. Akademieverlag, Berlin

Bartz, E. (2001): Alt werden will jeder, alt sein niemand. In: Orientierung. Fachzeitschrift der Behindertenhilfe 3, 5–7

Bauer, J. (2002a): Das Gedächtnis des Körpers. Wie Beziehungen und Lebensstile unsere Gene steuern. Eichborn, Frankfurt a. M.

– (2002b): Psychobiologie der Alzheimer-Krankheit: Wirklichkeitskonstruktion und Beziehungsgestaltung. In: Uexküll, T. v., Geigges, W., Plassmann, R. (Hrsg.) (2002): Integrierte Medizin. Modell und klinische Praxis. Schattauer, Stuttgart, 157–175

Bergler, R. (2000): Gesund durch Heimtiere. Beiträge zur Prävention und Therapie gesundheitlicher und seelischer Risikofaktoren. Deutscher Institutsverlag, Köln

Bickel, H. (1999): Die Epidemiologie der Demenz. In: Deutsche Alzheimer Gesellschaft. Das Wichtigste. Informationsblätter 1

Bienstein, C. (1997): Stand der Forschung in der Anwendung des Konzepts „Basale Stimulation in der Pflege". In: Fröhlich, A., Bienstein, C., Haupt, U. (Hrsg.): Fördern – Pflegen – Begleiten. Verlag Selbstbestimmendes Leben, Düsseldorf

–, Fröhlich, A. (1994): Basale Stimulation in der Pflege. Verlag Selbstbestimmendes Leben, Düsseldorf

Birren, J. E. (1974): Altern als psychologischer Prozess. Lambertus, Freiburg

Bittner, E., Kaiser, J. (1996): Graue Stars. 15 Jahre Theater der Erfahrungen. Lambertus, Freiburg

BMFSFJ – Bundesministerium für Familie, Senioren, Frauen und Jugend (Hrsg.) (1997): Die Hospizidee braucht keine Mauem: auf dem Weg zu einem integrativen Hospizverständnis. Stuttgart, Berlin, Köln

– (Hrsg.) (2001a): Dritter Bericht zur Lage der älteren Generation. Stellungnahme der Bundesregierung. Bericht der Sachverständigenkommission. MuK, Berlin

– (Hrsg.) (2001b): Angehörigengruppen für Demenzkranke in Deutschland. Expertise. Berlin

– (Hrsg.) (2002): Vierter Bericht zur Lage der älteren Generation. Risiken, Lebensqualität und Versorgung Hochaltriger – unter besonderer Berücksichtigung demenzieller Erkrankungen. MuK, Berlin

BMFuS – Bundesminister für Familie und Senioren (Hrsg.) (1993). Altenpolitik für Behinderte im Seniorenalter. Konsequenzen und Empfehlungen für Praxis und Politik. Bericht über die Fachkonferenz des BMFuS am 29. und 30.03 1993 in Bonn-Bad Godesberg. Kohlhammer, Bonn

– (1993): Erster Altenbericht. Die Lebenssituation älterer Menschen in Deutschland. MuK, Berlin

Bosch; C: F: M: (1998): Vertrautheit. Studie zur Lebenswelt dementierender alter Menschen. Ullstein Medical, Wiesbaden

Bourdieu, P. (1993): Sozialer Sinn. Suhrkamp, Frankfurt a. M.

–, Wacquant, L. (1996): Reflexive Anthropologie. Suhrkamp, Frankfurt a. M.

Bowlby, J. (1958/1969): The nature of the child's tie to his mother. In: Int. J. Psychoanal. 39, 1958, p. 350–373

– (1969/1973): Attachment and loss. International Psychoanalytical Library Nr. 79. Bd. 1: 1969; Bd. 2: 1973 Hogarth Press, London; dt. Bindung und Verlust, Band 1 u. 2, 2006 Ernst Reinhardt, München/Basel

– (1953/2005): Frühe Bindung und kindliche Entwicklung. 5. Aufl. Ernst Reinhardt, München/Basel

Brandenburg, H. (1996): Formen der Lebensführung im Alltag bei hilfe- und pflegebedürftigen älteren Menschen. Zusammenhänge zur Gesundheit und zum sozial-räumlichen Kontext. Roderer, Regensburg

–, Menzen, K.-H. (1999): Altenhilfe der Zukunft – Berufsfeld der rehabilitativen Kunsttherapie. In: Kunst & Therapie 1–2, 49–59

Braun, A. K. (2002): Die Suche nach Narben der Kindheit. In: Die Zeit 45, 31.10.02, 30

–, Bock, J. (2003): Die Narben der Kindheit. Traumatische Erlebnisse und mangelnde emotionale Zuwendung in den ersten Lebensjahren können die Verschaltungen im Gehirn verändern. In: Gehirn & Geist 1, 50–53

Bruckmüller, M. (1999): Altern – eine neue Dimension. In: Theunissen, G., Lingg, A. (Hrsg.): Wohnen und Leben nach der Enthospitalisierung. (S. 203–212). Klinkhardt, Bad Heilbrunn

Butler, R. N. (1963): The Life Review: An Interpretation of Reminiscence in the Aged. In: Psychiatry 26, 65–76

Caruso, I. A. (1974): Die Trennung der Liebenden. Kindler, München

Crittenden, P. M. (1996): Ein Beitrag zum Verhältnis von Affekt und limbischem System. In: Prax. Kinderpsychol. Kinderpsychiatr. 45, 147–155

Damasio, A. R., Damasio, H. (o. J.): Sprache und Gehirn. In: Spektrum der Wissenschaft – Spezial 1: Gehirn und Geist, 46–55

Deinhardt, H. M., Georgens, J. D. (1861/1979): Die Heilpädagogik aus besonderer Berücksichtigung der Idiotie und der Idiotenanstalten. 2 Bde. Friedrich Fleischer: Leipzig/Giessen

–, Gayette-Georgens, J. M. v. (1858): Medizinisch-Pädagogisches Jahrbuch der Levana für das Jahr 1858. 1 Bd. Wien. (1861/1979)

Diepold, B. (2002): Schwere Traumatisierungen in den ersten Lebensjahren – Folgen für die Persönlichkeitsentwicklung und Möglichkeiten psychoanalytischer Behandlung. In: Endres, M., Biermann, G. (Hrsg), 131–141

Dittmann-Kohli. F. et al. (Hrsg.) (2001): Die zweite Lebenshälfte – Psychologische Perspektiven. Ergebnisse des Alters-Survey. Kohlhammer, Stuttgart

DSM-IV (Saß, H. et al., Hrsg.) (1996): Diagnostisches und Statistisches Manual Psychischer Störungen. Huber, Göttingen

Dux, G. (2000): Historisch-genetische Theorie der Kultur. Velbrück, Weilerswist

DZA (Deutsches Zentrum für Altersfragen) (Hrsg.) (2001): Expertisen zum Dritten Altenbericht der Bundesregierung. Bd. 5: Versorgung und Förderung älterer Menschen mit geistiger Behinderung. Leske+Budrich, Opladen

Ebertz, M. N. (2001): Alter und Religiosität. Vorlesung an der KFH Freiburg

Emmerich, S., Sauer, M. (2003): Psychotherapie bei Schädigungen des zentralen Nervensystems. In: Psyche 7, 2003, 612–638

Endres, M., Biermann, G. (Hrsg) (2002): Traumatisierung in Kindheit und Jugend. 2. Aufl. Ernst Reinhardt, München/Basel

–, Moisl, S. (2002): Entwicklung und Trauma. In: Endres, M./Biermann, G. (Hrsg.), 11–27

Engel, A. K., Singer, W. (1997): Neuronale Grundlagen der Gestaltwahrnehmung. In: Spektrum der Wissenschaft 4, 66-73

Erikson, E. H. (1965): Kindheit und Gesellschaft. Klett, Stuttgart

Erikson, E. H. (1981): The life cycle completed. Norton, New York

Falkenstein, K. (2001): Die Pflege Sterbender als besondere Aufgabe der Altenpflege. Kunz, Hagen

Feil, N. (2005): Validation. Ein Weg zum Verständnis verwirrter alter Menschen. 8. Aufl. Ernst Reinhardt, München/Basel

– (2007): Validation in Anwendung und Beispielen. Der Umgang mit verwirrten alten Menschen. 5. Aufl. Ernst Reinhardt, München/Basel

Feuereissen, B. (1998): Das langsame Aufwachen begleiten. Zu den Möglichkeiten heilpädagogischen Handelns in der Früh-/Rehabilitation von hirngeschädigten und komatösen Patienten. Diplomarbeit KFH Freiburg

Fischer, G., Riedesser, P. (2003): Lehrbuch der Psychotraumatologie. 3. Aufl. Ernst Reinhardt, München/Basel

Folsom, J. (1968): Reality orientation for the elderly mental patient. Journal Geriatric Psychiatry 1, 291–307

Folstein, M. (1985): The meaning of Cognitive impairment in the Elderly. In: Journal of the American Geriatrics Society 33, 228–235

Fonagy, P. (1995): Playing with reality: The development of psychic reality and its malfunction of borderline personalities. In: Int. J. Psychoanal. 76, 39–44

Fröhlich, A. (1983): Probleme der Förderung von Schwerst- und Mehrfachbehinderten. In: Hartmann, M. (Hrsg.): Beiträge zur Pädagogik der Schwerstbehinderten. Schindele, Heidelberg

– (1991): Basale Stimulation: Selbstbestimmtes Leben. Verlag Selbstbestimmendes Leben, Düsseldorf

– et al. (Hrsg.) (1997): Fördern – Pflegen – Begleiten. Verlag Selbstbestimmendes Leben, Düsseldorf

Fuhrmann, I. et al. (2000): Abschied vom Ich – Stationen der Alzheimer-Krankheit. Spectrum Verlag, Heidelberg

Garms-Homolová, V., Gilgen, R. (Hrsg.) (2000): RAI 2.0 Resident Assessment Instrument. Huber, Bern

Georg, C., Kaplan, N., Main, M. (1985): AAI – The Attachment Interview for Adults. Unpublished Manuscript, University of California, Berkeley

Georg, J. (1997): Pflegediagnosen – die Verbindung von Forschung und Praxis. Informationen zu einem Instrument, dem der Ruf vorausgeht, überschätzt zu werden. In: Forum Sozialstation 86, 38–42

George-Hyslop, P. H. St. (2003): Hilfe bei Alzheimer? In: Spektrum der Wissenschaft 3, 2003, 73–79

Gerngroß-Haas, G. (1994a): Wohnen und Betreuung älterwerdender und alter behinderter Menschen (Ministerium für Arbeit, Gesundheit und Sozialordnung Baden Württemberg, Hrsg.). Stuttgart: Hekt. Manuskript

– (1994b): Wohnen und Betreuung alternder und alter behinderter Menschen. Sozialplanerische Vorstellungen im Sozialministerium In: Diakonisches Werk der Evangelischen Landeskirche in Baden (Hrsg.): Versorgung älterer und alter Menschen mit Behinderungen in Einrichtungen der evangelischen Behindertenhilfe (S.16–34). ELK, Karlsruhe

– (1999): Menschen mit Behinderung im Alter. Leitlinien für neue Aufgaben der Behindertenhilfe. In: Soziale Arbeit 8/1999, 272–277

Glaser, B. G. (1978): Theoretical sensitivity. Advances in the methodology of Grounded Theory. University of California, San Francisco

– (1992): Basics of Grounded Theory analysis. Sociology Press, Mill Valley

Greenfield, S. A. (2003): Reiseführer Gehirn. Spektrum Akademischer Verlag, Heidelberg

Grond, E. (1996): Die Pflege verwirrter alter Menschen. Psychisch Alterskranke und ihre Helfer im menschlichen Miteinander. Lambertus, Freiburg

Grünheid, E., Schulz, R.(1996): Bericht 1996 über die demographische Lage in Deutschland. In: Zt. f. Bevölkerungswissenschaft 21, 345–439

Gusset-Bährer, S. (1999): Alte und älter werdende Menschen mit geistiger Behinderung. Ergebnisse einer Befragung in Einrichtungen. Institut für Gerontologie, Hekt. Manuskript., Heidelberg

Hannich, H.-J. (1994): Beziehung und Interaktion mit Bewußtlosen. In: Bienstein, C., Fröhlich, A. (Hrsg.): Bewußtlos. Verlag Selbstbestimmendes Leben, Düsseldorf

Haveman, M. J. et al. (1989): Older Dutch Residents of Institutions, with and without Down Syndrome: Comparisons of Mortality and Morbidity Trends and Motor Social Functioning, in: Australia and New Zealand Journal of Developmental Disabilities 15, 241–255

Haveman, M. J. et al. (2000): Selbstbestimmt Älterwerden. Ein Lehrgang für Menschen mit geistiger Behinderung zur Vorbereitung auf Alter und Ruhestand. In: Geistige Behinderung 39, 57–63

Havighurst, R. J. (1972): Developmental tasks and education: McKay, New York

–, Glaser, R. (1972): An Exploratory Study of Reminiscence. In: Journal of Gerontology 27, 235–253

Heuft, G., Kruse, A., Radebold, H. (2000): Lehrbuch der Gerontopsychosomatik und Alterspsychotherapie. 2. Aufl. 2006, Ernst Reinhardt, München/Basel

Hoff, T. (2004): Heimtiere und die Lebensqualität älterer Menschen. Vortrag auf der Fachtagung „Tiergestützte Therapie und tiergestützte Akktivitäten in der Alten- und Krankenpflege. Fachtagung des KDA am 15.3.04. Bensberg

Hofmann, T. (1994): Lebensperspektiven für alternde und alte Menschen mit geistiger Behinderung, in: Theodor Hofmann, Bernhard Klingmüller (Hrsg.): Abhängigkeit und Autonomie. Neue Wege in der Geistigbehindertenpädagogik. Festschrift für Martin Th. Hahn zum 60. Geburtstag. 169–183. Berlin

Hoffmann, S. O., Hochapfel, G. (1979): Einführung in die Neurosenlehre und Psychosomatische Medizin. UTB/Schandauer, Stuttgart

Jansen, B. (1999): Soziale Gerontologie. Ein Handbuch für Lehre und Praxis. Beltz, Weinheim-Basel

–, Klie, T. (1999): Häuslichkeit. Berichte und Fragen an Soziale Gerontologie und Pflegewissenschaft. In: Jansen, B., Karl, F., Radebold, H., Schmitz-Scherzer, R. (Hrsg.): Soziale Gerontologie. Ein Handbuch für Lehre und Praxis (S. 521–539). Beltz, Weinheim

Janssen, U.-H. (2001): Alter als Auslesefaktor. In: Orientierung. Fachzeitschrift der Behindertenhilfe 3, 10–11

Jonas, I. (2000): Tierische ‚Cotherapeuten' im Einsatz: Verbesserung der Lebensqualität im Alter. In: Tackenberg, P., Abt-Zegelin, A. (Hrsg): Demenz und Pflege. Mabuse, Frankfurt a. M.

Kasten, E. (1999): Einmaleins der psychischen Störungen im Alter. Fachverlag für Altenarbeit: Fink-Kümmerly+Frey, Echterdingen

KDA Kuratorium Deutsche Altershilfe (1996): Rund ums Alter. Alles Wissenswerte von A-Z. KDA, München

– (2000): Pflegezeitbedarf, Personalmessung und Fachkraftanteil in vollstationären Einrichtungen. KDA, Köln. (www.kda.de)

– (2001): Qualitätshandbuch Leben mit Demenz. KDA, Köln

– (2003): Kleine Datensammlung Altenhilfe. Ausgewählte Zahlen und Fakten zu Alter, Altern und Alten. KDA, Köln

Kimura, D. (o. J.): Weibliches und männliches Gehirn. In: Spektrum der Wissenschaft Spezial 1, 66–75

Klein, T. (1998): Der Heimeintritt alter Menschen und Chancen seiner Vermeidung. Ergebnisse einer Repräsentativerhebung in den Einrichtungen der stationären Altershilfe. In: Zeitschrift für Gerontologie und Geriatrie 31/6, 407–416

Klumpp, W. (2001): Heim-Weh. Der Umzug ins Pflegeheim im Alter. Dimensionen des Überganges und Möglichkeiten seiner professionellen Gestaltung. Diplomarbeit KFH Freiburg

Knopf, M. (1998): Gedächtnisleistung und Gedächtnisförderung. In: Kruse, A. (Hrsg.): Psychosoziale Gerontologie. 2 Bde. Hogrefe, Göttingen. Bd. 1, 131–146

Koalitionsarbeitsgruppe Behindertenpolitik (1999): Eckpunkte zum Sozialgesetzbuch IX (vom 28.10.99). Hekt. Manuskript, Bonn

Kohut, H. (1979): Die Heilung des Selbst. Suhrkamp, Frankfurt a. M.

Kooij, C.van der (1997): Erlebnisorientierte Pflege von Altersverwirrten. In: PRO ALTER 3, 29–32
– (2002): Reader – Mäeutik und integrierte, erlebnisorientierte Pflege. Praxiserfahrungen und Information. IMOZ, Apeldoorn (NL)
Kötter, R. (1998): ZNS: Intrazelluläre Signalverarbeitung. In: www.anatomie.net
Krohwinkel, M. (1998): Fördernde Prozesspflege – Konzepte, Verfahren und Erkenntnisse. In: Osterbrink, J. (Hrsg.): Erster internationaler Pflegetheorienkongress Nürnberg. S.134–154. Huber, Bern
Kruse, A. (1987): Familiäre Hilfeleistungen im Alter – eine kritische Analyse des Begriffs Pflegebedürftigkeit. In: Zeitschrift für Gerontologie 20, 234–242
– (1995): Entwicklungspotentiale im Alter. Eine lebenslauf- und situationsorientierte Sicht psychischer Entwicklung. In: Peter Borscheid (Hrsg.): Alter und Gesellschaft. Hirzel, Stuttgart. 63–86
– (1996): Alltagspraktische und sozioemotionale Kompetenz. In: Baltes, M., Montada, L. (Hrsg), 290–322
– (1998) (Hg.): Psychosoziale Gerontologie. 2 Bde. Hogrefe, Göttingen
–, Lehr, U. (1988): Psychologische Aspekte des Alterns. In: Staatsministerium Baden-Württemberg (Hrsg.): Bericht der Kommission „Altern als Chance und Herausforderung“, S. 61–66; erstellt im Auftrag der Landesregierung von Baden-Württemberg. Staatsministerium Baden-Württemberg, Stuttgart
Kühnert, S. (1991): Das Verhältnis zwischen Angehörigen von Heimbewohnern und Mitarbeitern im Altenpflegeheim. Eine Untersuchung über Begegnungsformen, insbesondere über Konflikte und Zusammenarbeit. Lang, Frankfurt a. M.
Künzel-Schön, M. (2000): Bewältigungsstrategien älterer Menschen. Juventa, Weinheim-München

Lawton, P. B. et al. (1992): Dimensions of affective experience in three age groups. In: Psychology and Aging 7, 171–184
Lebenshilfe- Landesverband Niedersachsen (1998). Konzeptionen zur Förderung von Gruppen mit geistiger Behinderung in Werkstätten und Wohneinrichtungen der Lebenshilfe. Sammlung. Stand Herbst 1998. Lebenshilfe, Hannover
Lebenshilfe Ortsvereinigung Lebenshilfe e. V. – Wohnstättenverbund (1998). Konzeption des Wohnstättenverbunds für Behinderte der Lebenshilfe für Menschen mit geistiger und mehrfacher Behinderung. Hekt. Manuskript. Lebenshilfe, Heidelberg
Lehr, U. (1987): Zur Situation der älter werdenden Frau. Beck, München
– (2000): Psychologie des Alterns. 9. Aufl. Quelle & Meyer, Wiebelsheim
Leyh, A. (1999): Nur in deinem Kopf. Das Update für Geist und Gehirn. Löhrbach

Lingg, A. (1998): Demenz: Problem der Zukunft. In: Arzt und Praxis 2, 27–31
Linstedt, U. (1997): Wahrnehmungsfähigkeit unter Narkose und bei Langzeitsedierung. In: Nydahl, P., Bartoszek, G. (Hrsg.): Basale Stimulation. Springer, Berlin
Lohmeyer, M. (2001): Das Geheimnis des Alters. In: TV. Hören und Sehen, Oktober 2001, 10 f.

Madani, R. , Hulo, S., Toni, N., Madani, H., Steimer, T., Muller, D., Vassalli, J.D. (1999): Enhanced hippocampal long-term potentiation and learning by increased neuronal expression of tissue-type plasminogen activator in transgenic mice. In: The EMBO Journal 18, 3007–3012
Madjar, A. (2003): Musisch-Ästhetische Kultur in der Altenpflege. Diplomarbeit KFH Freiburg
Main, M. (1977): Sicherheit und Wissen. In: Grossmann, K. (Hrsg.): Entwicklung der Lernfähigkeit in der sozialen Umwelt. Kindler, München
Main, M. et al. (1985): Adult-Attachment-Interview; siehe George, Kaplan, Main (Hrsg.)
Mall, W. (1982): Fragebogen zur Erfassung von Lücken in der sensomotorischen Wahrnehmungsentwicklung. (Manuskript) Mühlheim
Markowitsch, H. J. (1997): Neuropsychologie des menschlichen Gedächtnisses. In: Spektrum der Wissenschaft, 24–33
– (2000): Gedächtnis und Gedächtnisstörungen – Neurophysiologie des menschlichen Gedächtnisses. Tele-Akademie, Südwest-3. Progr., 11.06.2000
Marr, G. (1995): Kunsttherapie mit altersverwirrten Menschen. Beltz, Weinheim
Mayer, K. U., Baltes, P. B. (Hrsg.) (1996): Die Berliner Altersstudie. Akademie Verlag, Berlin
Mentzos, S. (1984): Neurotische Konfliktverarbeitung. Einführung in die psychoanalytische Neurosenlehre unter Berücksichtigung neuer Perspektiven. Fischer, Frankfurt a. M.
Menzen, K.-H. (1988): Verschüttete Bilder. Aspekte der Beratungsarbeit. Lambertus, Freiburg
– (1994): Heilpädagogische Kunsttherapie. Lambertus, Freiburg
– (2004): Grundlagen der Kunsttherapie. 2. Aufl. Ernst Reinhardt, München/Basel
–, Brandenburg, H. (1999): Altenhilfe der Zukunft – Berufsfeld der rehabilitativen Kunsttherapie. In: Kunst & Therapie 1–2, 49–59
Mietzel, G. (1992): Wege in die Entwicklungspsychologie. Erwachsenenalter und Lebensende. Quintessenz, München
Minnemann, E. et al. (1997): Formen des Alterns – Sozialer, gesundheitlicher und biographischer Kontext. In: Zeitschrift für Gerontopsychologie und -psychiatrie 10, 251–257
Most, J. (2001): Freiheitsentziehende, -beschränkende Massnahmen nach dem § 1906 BGB in vollstationären Einrichtungen und mögliche Alternativen. Diplomarbeit KFH Freiburg

Müller, D. (1994): Interventionen für verwirrte, ältere Menschen in Institutionen. Medizinische, pflegerische und psychotherapeutische Entwicklungen. Kuratorium Deutsche Altershilfe, Themenheft 96. KDA, Köln

– (1999): Konzept zur Betreuung demenzkranker Menschen. KDA, Köln

Nietzsche, F. (1962): Werke. 3 Bde. Ausg. Schlechta (1954-1956). Hanser, München

Nydahl, P., Bartoszek, G. (1997): Basale Stimulation – Neue Wege in der Intensivpflege Ullstein Molby Verlag, München

Oerter, R., Montada, L. (Hrsg.) (1998): Entwicklungspsychologie. 4. Aufl. Beltz, Weinheim

Oesterreich, K. (1992): Altersdemenz, geistige Behinderung, Gebrechlichkeit, körperliche Behinderung. In: Rapp, N., Strubel, W. (Hrsg.): Behinderte Menschen im Alter. Lambertus, Freiburg

Osborn, C. et al. (Hrsg.) (1997): Erinnern. Eine Anleitung zur Biographiearbeit mit alten Menschen. Lambertus, Freiburg

Oster, P., Schlierf, G. (1998): Die gesundheitliche Situation älterer Menschen. In: Kruse, A. (Hrsg.): Psychosoziale Gerontologie. 2 Bde. Hier: Bd. 1, 79–86

Oswald, F. (1996): Hier bin ich zuhause. Zur Bedeutung des Wohnens. Roderer, Regensburg

Otterstedt, C. (2001): Tiere als therapeutische Begleiter. Gesundheit und Lebensfreude durch Tiere – eine praktische Anleitung. Kosmos, Stuttgart

Petzold, H., Petzold, Ch. (Hrsg.): Lebenswelten alter Menschen: Konzepte, Perspektiven, Praxisstrategien. Vincentz, Hannover

–, Bubolz, E. (1976): Theorien zum Prozess des Alterns und ihre Relevanz für geragogische Fragestellungen. In: Diess (Hrsg.): Bildungsarbeit mit alten Menschen. Klett, Stuttgart

Pickenhain, L. (1997). Neurophysiologische Grundlagen der Basalen Stimulation. In: Fröhlich, A., Haupt, U., Bienstein, C. (Hrsg): Fördern – Pflegen – Begleiten. Verlag Selbstbestimmendes Leben, Düsseldorf

Pfluger-Jakob, M. (1994-1996): Ein Kind fällt auf. Beobachtungen bei Kindern mit sensorischen und motorischen Integrationsstörungen. In: Kindergarten Heute, Nr 1–10., sowie in: Kindergarten Heute – Spezial

Pöppel, E. (1993): Wo bin ich? Orientierung in Zeit und Raum. In: Funkkolleg „Der Mensch. Anthropologie Heute“. Studienbrief 7, Studieneinheit 20, 5–41. DIFF, Tübingen

–, Edingshaus, A.-L. (1994): Geheimnisvoller Kosmos Gehirn. Bertelsmann, München

Rasehorn, H., Rasehorn, E. (1991). Ich weiß nicht, was soll es bedeuten – Für ein anderes Verständnis von Verwirrtheit im Alter. Vincentz, Hannover

Richard, N. (1994): Alter Wein in neuen Schläuchen. Ein neuer integrativer validisierender Ansatz. In: Altenpflege 7, 433–435

Rissmann, R. A., Mishizen-Eberz, A. J. et al. (2003): Biochemical analysis of GABA (A) receptor units alpha 1, alpha 5, beta 1, beta 2 in the hippocampus of patients with Alzheimer's disease neuropathology. In: Neurosccience 120 (3), 695–704

Roth, G. (2001): Fühlen, Denken. Handeln. Wie das Gehirn unser Verhalten steuert. Suhrkamp, Frankfurt a.M.

Rummel, G. (2001): Altern als Chance. Pastoraltheologische Überlegungen im Lebenszusammenhang. Vorlesung an der KFH Freiburg vom 14.11.01

Salthouse, T. A. (1992): Mechanisms of age-cognition relations in adulthood. Hillsdale, NJ, Erlbaum

Schacter, D. L. (2001): Wir sind Erinnerung. Gedächtnis und Persönlichkeit. Reinbek, Hamburg.

Schapp, W. (1910/1976): Beiträge zur Phänomenologie der Wahrnehmung. Wiesbaden

Schmitz, M. (2004): 1 x 1 der Psychopharmaka. Grundlagen, Standardtherapien und neue Konzepte. Darmstadt

Schneekloth, U., Müller, U. (2000): Hilfe- und Pflegebedürftige in Heimen. Kohlhammer, Stuttgart

Schwender, D. (1995): Wachzustände während Allgemeinanästhesie, In: Anaesthesist 44, 743–754

Schwingel, M. (1995): Pierre Bourdieu zur Einführung. Junius, Hamburg

SGB IX (2001): Neuntes Buch Sozialgesetzbuch SGB: Rehabilitation und Teilhabe behinderter Menschen. In: www.behindertenbeauftragter.de

Sherman, E. D., Robillard, E. (1960): Sensitivity to pain in the aged. In: Canadian Med. Assn. J. 83, 944–947

Singer, W. (1990): Hirnentwicklung und Umwelt. In: Gehirn und Kognition. 50–66. Spektrum der Wissenschaft, Heidelberg

–, Engel, A.K.: (1997): Neuronale Grundlagen der Gestaltwahrnehmung. In: Spektrum der Wissenschaft 4, 1997, 67

Skiba, A. (1996): Fördern im Alter. Integrative Geragogik auf heilpädagogischer Grundlage. Klinkhardt, Bad Heilbrunn

Smith, J., Baltes, P. B. (1993): Differential psychological aging: Profiles of the old and very old. In: Ageing and Society 13, 551–587

– et al. (1996): Wohlbefinden im hohen Alter. In: Mayer, K. U., Baltes, P. B. (Hrsg): Die Berliner Altersstudie. Akademie Verlag, Berlin. S. 497–523

Sozialministerium Bad.-Württ. (Hrsg.) (1998a): Dementiell erkrankte ältere Menschen. Versorgungssituation und Versorgungskonzepte. Sozialministerium, Stuttgart

– (1998b): Wohnen und Betreuung älterwerdender und alter behinderter Menschen – Leitlinien und Grundsätze. Stuttgart

– (1999): Alltagsgestaltung für ältere Menschen mit geistiger Behinderung – Konzeptionelle und räumliche Anforderungen einer Tagesbetreuung. 2. Entwurf. Sozialministerium: Hekt. Manuskript, Stuttgart

Speck, O. (1983): Der ältere geistig behinderte Mensch aus pädagogischer Sicht, in: Bundesvereinigung Lebenshilfe für geistig Behinderte e.V. (Hrsg.): Altwerden von Menschen mit geistiger Behinderung. Marburg. 6–10

– (1998): Arbeit für Menschen mit geistiger Behinderung. In: Orientierung. Fachzeitschrift der Behindertenhilfe 1, 5–11

Spitz, R. A. (1974): Vom Säugling zum Kleinkind. Klett, Stuttgart

Spitzer, M. (2001): Neurologie und Psychoanalyse. Vortrag. Freiburg 02.11.01

Springer, U. (2001): Selbstbestimmt älter werden – Möglichkeiten und Grenzen von tagesstrukturierenden Massnahmen für alte Menschen mit geistiger Behinderung. Diplomarbeit KFH Freiburg

Staatsministerium für Sozialordnung, Familie, Frauen und Gesundheit (Bayern) (1994). Selbständiges Wohnen behinderter und alter Menschen. Ein Tagungsbericht. Staatsministerium, München

Stadler, C. (1991): Sterbehilfe – gestern und heute. Psychiatrie, Bonn

Staudinger, U. M. (1996): Psychologische Produktivität und Selbstentfaltung im Alter. In: Baltes, M. M., Montada, L. (Hrsg), 344–373

– et al. (1999): Resilience and reserve capicity in later adulthood: Potentials and limits of development across the life span. In: Cicchetti, D., Cohen, D. (Eds.): Manual of developmental psychopathology. Wiley, New York

Strauch, B. (1979): Altenheim und Altenrolle. In: Hohmeier, J., Pohl, H.-J. (Hrsg.): Alter als Stigma oder wie man alt gemacht wird. Frankfurt a. M.

Sutton et al. (1994): Person-Centered Planning for Later Life. A Curriculum for Adults with Mental Retardation. The University of Illinois at Chicago/The University of Akron, Chicago

Tardieu, J. (1965): Mein imaginäres Museum. Suhrkamp, Frankfurt a. M.

Temme, U. (2004): Die Reformen im Sozialleistungsbereich und ihre Auswirkungen in der Praxis, Düsseldorf, 24.–26.03.2004, Seminarunterlagen (www.temme.info)

Tesch-Römer, C., Wahl, H.-W. (Hrsg.) (1996): Seh- und Höreinbußen älterer Menschen. Herausforderungen in Medizin, Psychologie und Rehabilitation. Steinkopff, Darmstadt

Tews, H. P. (1996): Von der Pyramide zum Pilz. In: Funkkolleg Altern. Studienbrief 2, Studieneinheit 4. Dt. Institut f. Fernstudienforschung an der Universität Tübingen. DIFF, Tübingen

– (2000). Alter- Wohnen – Technik. In: Wüstenrot Stiftung (Hrsg.). Technik und Wohnen im Alter. Wüstenrot Stiftung, Ludwigsburg

– (2000). Neue Wohnformen. In: H.-W. Wahl, C. Tesch-Römer (Hrsg). Angewandte Gerontologie: Kohlhammer, Stuttgart

– (2001): Behindertenpolitik für ältere Menschen mit geistiger Behinderung. In: DZA (Hrsg.): Versorgung und Förderung älterer Menschen mit geistiger Behinderung. Leske+Budrich, Opladen, 11–42
Theunissen, G. (Hrsg.) (1980): Ästhetische Erziehung bei Behinderten. Ravensburger, Ravensburg
– (Hrsg.) (1986): Abgeschoben – isoliert – vergessen. Fischer, Frankfurt a. M.
– (1991): Wege aus der Hospitalisierung: Ästhetische Erziehung mit schwerstbehinderten Erwachsenen. Psychiatrie, Bonn
– (1992): Förderung Schwerstgeistig- und Mehrfachbehinderter in Werkstätten für Behinderte. In: Behindertenpädagogik 2, 150ff
– (1998): Alte Menschen mit geistiger Behinderung und Demenz. Manuskript, Halle
– (1999a): Alte Menschen mit geistiger Behinderung und Demenz. Handlungsmöglichkeiten aus pädagogischer Sicht, in: Bundesvereinigung Lebenshilfe für Menschen mit Geistiger Behinderung (Hg.): Persönlichkeit und Hilfe im Alter. Zum Alterungsprozess bei Menschen mit geistiger Behinderung. Marburg. 54–92
– (1999b): Geistig behindert und dement. In: Geistige Behinderung 2, 165–178
– (2002): Altenbildung und Behinderung. Impulse für die Arbeit mit Menschen, die als lern- und geistig behindert gelten. Klinkhardt, Bad Heilbrunn

Uexküll, T. v., Geigges, W., Plassmann, R. (Hrsg.) (2002): Integrierte Medizin. Modell und klinische Praxis. Schattauer, Stuttgart

Wahl, H.-W (1991): Das kann ich allein! Selbständigkeit im Alter: Chancen und Grenzen. Huber, Bern
– (1994): Ökologische Gerontologie. Mehr als die Docility-Hypothese? In: Zeitschrift für Gerontologie 27/6, 347–354
– (1995): Pflegebedürftigkeit im Alter. Psychologische Aspekte. In: Dokumentation: Politik, Praxis, Recht 77/22, 717–723
– (1999): Alte Menschen in ihrer Umwelt. Beiträge zur ökologischen Gerontologie. Westdeutscher Verlag, Opladen
–, Baltes, M. (1992): Die Mikroökologie alter Menschen: Forderungen nach Autonomie und Sicherheit, in: Ch. Petzold, H. Petzold (Hg.): Lebenswelten alter Menschen: Konzepte, Perspektiven, Praxisstrategien. Vincentz, Hannover, 96–119
–, Oswald, F. (1998): Eine ökopsychologische Analyse der Kompetenz im höheren Lebensalter: Das Beispiel Sehbeeinträchtigung. In: Kruse, A. (Hg.), Bd. 2, 13–37
Weiss, G. (1999): Jeux Dramatiques. Lambertus, Freiburg
Welford, A. T. (1958): Aging and Human Skill. Oxford University Press, London
Werner, G. (1997): Demenz. Epidemiologie, Ursachen und Folgen einer psychischen Erkrankung im Alter. Juventa, Weinheim

Westerhof, G. J. (2001): Wohlbefinden in der zweiten Lebenshälfte. In: Dittmann-Kohli, F. et al. (Hrsg.): Die zweite Lebenshälfte – Psychologische Perspektiven. Ergebnisse des Alters-Survey. Kohlhammer, Stuttgart. 79–127
Wiederkehr, K. (1980): Kohut im Überblick. In: GWG-Info 39, 6f
Winnicott, D. W. (1973): Die therapeutische Arbeit mit Kindern. Kindler, München
– (1974): Reifungsprozesse und fördernde Umwelt. Kindler, München
– (1976): Von der Kinderheilkunde zur Psychoanalyse. Kindler, München
Wojnar, J. (1995): Freiheitsentziehende Massnahmen und Demenz. In: BtPrax (Betreuungsrechtliche Praxis) 1, 12–15

Zähringer, F. (2001): Aspekte der Biographiearbeit mit alten Menschen. Studienarbeit an der KFH Freiburg

Videodokumentationen und Internetseiten (Stand vom 20.04.04):

Markowitsch, H. J. (2000): Gedächtnis und Gedächtnisstörungen – Neurophysiologie des menschlichen Gedächtnisses. Tele-Akademie, Südwest-3. Progr., 11.06.2000
Muller, D. (2000): Neurophysiologie des Gedächtnisses. TV Bayern-3, Sendung „Visionen“, 7.11.2000

www.anatomie.net
www.behindertenbeauftragter.de
www.kda.de
www.pharma.at.novartis.com
www.temme.info

Sachregister

Leseprobe

Bayerisches Staatsministerium für Arbeit und Sozialordnung, Familie und Frauen (Hrsg.)
Musizieren mit dementen Menschen

6 Musikalische Methoden

6.1 Singen

Das Singen hat gegenüber anderen musikalischen Methoden den Vorteil, dass keine weiteren Hilfsmittel benötigt werden und die Singstimme als körpereigenes und individuelles Musikinstrument in der Regel jederzeit zur Verfügung steht.

In der Arbeit mit Demenzkranken hat sich das Singen als besonders vorteilhaft erwiesen. Die Singfähigkeit bleibt sehr lange erhalten, und die Betroffenen erinnern sich sowohl an Melodie als auch an Text selbst dann noch, wenn verbale Ausdrucksmöglichkeiten kaum oder nicht mehr vorhanden sind. Somit können auch Erkrankte in einem weit fortgeschrittenen Stadium erreicht und einbezogen werden.

Der Gesang übt zudem eine stark beruhigende Wirkung aus.

„Vielleicht wirkt Singen so beruhigend, weil Menschen es mit positiven Gefühlen aus der Zeit assoziieren, als sie noch kleine Kinder waren. In ihrer Erfahrung geht Singen mit Trost und Sorge einher, niemals mit Aggression oder Feindseligkeit. Auf irgendeine Art wissen Menschen im Spätstadium von Demenz, dass Singen eine zärtliche Geste ist und dass jemand, der ihnen vorsingt, sie nicht kränken oder verletzen will." (Clair 2003, 70)

Auch bei Sekundärsymptomen, wie Unruhe oder Ängsten, kann der Gesang eine beruhigende Wirkung auf die Betroffenen ausüben. In der Regel kann die Freude am Singen leicht geweckt werden. Im Mittelpunkt steht die Freude am gemeinsamen Tun und nicht die Qualität des Gesangs.

6.1.1 Liedauswahl

Damit das Singen seine Wirkung entfalten kann, kommt der Liedauswahl eine besondere Bedeutung zu. Hierbei sind einige wichtige Grundsätze zu beachten.

Stimmungsgehalt: Grundsätzlich gilt es, die augenblickliche Stimmung der demenzkranken Menschen aufzugreifen und entsprechendes Liedgut zu wählen. Bei zum Beispiel bedrückter Stimmung ist es zunächst sinnvoll, mit besinnlichen und ruhigen Liedern zu beginnen. Im Anschluss daran können nach und nach Lieder mit fröhlichem und lebhaftem Charakter angeboten werden. Insgesamt empfiehlt sich eine ausgewogene Mischung, wobei die Übergänge zwischen traurigen, getragenen und lebhaften Melodien langsam und sensibel gestaltet werden sollten.

Schwierigkeitsgrad: Es bieten sich möglichst einfache, einstimmige Melodien ohne Rhythmuswechsel an.

Bekanntheitsgrad: Bekannte Lieder schaffen Vertrautheit, Sicherheit und bieten Orientierung. Die Einführung eines Rituallliedes oder der Start mit bekannten Liedern erleichtert den Einstieg (siehe auch Kapitel 8.2). Im frühen Stadium der Demenz können auch nach und nach neue, unbekannte Lieder hinzugenommen werden. Je besser es gelingt, biografisch bedeutsame Lieder zu finden, umso stärkere Effekte werden sich bei der Reaktivierung von Erinnerungen erzielen lassen. Hierbei bildet die Sammlung biografischer Daten eine wichtige Grundlage (siehe Kapitel 5).

Beliebtheitsgrad: Das Singen macht erfahrungsgemäß mehr Spaß, wenn allseits beliebte Lieder eingesetzt werden. Wenn sich beispielsweise eine Singrunde schon häufiger getroffen hat, können die Wünsche der einzelnen Teilnehmer und Teilnehmerinnen erfragt und berücksichtigt werden. Es empfiehlt sich dabei, allgemein in die Runde zu fragen, um keinen Teilnehmer und keine Teilnehmerin durch das unmittelbare Ansprechen unter zu starken Druck zu setzen.

Leseprobe

Auswahlmöglichkeiten:

- Volkslieder bieten sich in erster Linie an, da sie oben genannte Kriterien in der Regel erfüllen. Sie sind sehr bekannt, weit verbreitet, einfach in der Melodieführung und im Rhythmus.
- Schlagermelodien sind zum Singen ohne Musikbegleitung oft zu kompliziert, in reduzierter Form jedoch durchaus geeignet. So könnte man sich auf das gemeinsame Singen des Refrains beschränken und die Strophe allein vortragen.
- Der Einsatz religiöser Lieder hängt von der religiösen Sozialisation der Teilnehmer ab. Da Kirchenbesuche bei der älteren Generation häufig stärker im Alltag verankert waren, kennen die meisten Leute eine Vielzahl von religiösen Liedern und singen diese auch gerne.
- Kinderlieder, die den Betroffenen aus der eigenen Kindheit bekannt sind, sind meist bis in weit fortgeschrittene Krankheitsstadien abrufbar. Behandeln Sie die Teilnehmer beim Einsatz jedoch immer auf der Erwachsenenebene.

Auszug aus (S. 42–44)

Musizieren mit dementen Menschen
Ratgeber für Angehörige und Pflegende
Herausgegeben vom Bayerischen Staatsministerium für Arbeit und Sozialordnung, Familie und Frauen
(Reinhardts Gerontologische Reihe; 39)
2006. 146 Seiten. Mit 15 Liedern auf Audio-CD und zahlr. Bewegungs- und Musiziervorschlägen
(978-3-497-01877-2) kt